腹腔镜胃癌切除术

Laparoscopic Gastrectomy for Cancer

—— 标准手术操作和循证医学证据

主　　编　Seigo Kitano（日本）
　　　　　Han-Kwang Yang（韩国）
主　　译　陈　凛　李　涛　梁美霞
副 主 译　李沛雨　杜晓辉　卢灿荣
其他译者　唐　云　田　文　李席如　董光龙
　　　　　刘洲禄　徐文通　彭　正　吴　欣
　　　　　张艳君　王建东　黄晓辉　乔　治
　　　　　王　宁　卫　勃　陈永卫　崔　庚
　　　　　王　岩　吴晓松　郭　旭　袁　静
　　　　　宋　舟　张　勇　周思欣　梁国勇
　　　　　师兰香　肖西平　周　静　李　娟
　　　　　刘　娜　李　婷　边识博　李佶阳

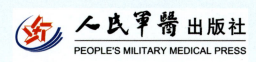

人民军医出版社

PEOPLE'S MILITARY MEDICAL PRESS

北　京

图书在版编目(CIP)数据

腹腔镜胃癌切除术——标准手术操作和循证医学证据/(日)省吾北野,(韩)杨寒广主编;陈凛,李涛,梁美霞主译.—北京:人民军医出版社,2013.5

ISBN 978-7-5091-6626-0

Ⅰ.①腹… Ⅱ.①省… ②杨… ③陈… ④李… ⑤梁… Ⅲ.①腹腔镜检－应用－胃癌－切除术 Ⅳ.①R656.6

中国版本图书馆 CIP 数据核字(2013)第 090623 号

Translation from English language edition:
Laparoscopic Gastrectomy for Cancer
by Seigo Kitano and Han-Kwang Yang
Copyright © 2012 Springer Japan
Springer Japan is a part of Springer Science+Business Media
All rights reserved.
著作权合同登记号:图字 军-2013-033 号

策划编辑:李 欢 孟凡辉　文字编辑:赵 民　责任审读:陈晓平
出版发行:人民军医出版社　　　　　　经销:新华书店
通信地址:北京市 100036 信箱 188 分箱　邮编:100036
质量反馈电话:(010)51927290;(010)51927283
邮购电话:(010)51927252
策划编辑电话:(010)51927300－8127
网址:www.pmmp.com.cn

印、装:三河市春园印刷有限公司
开本:889mm×1194mm　1/16
印张:11.25　字数:225 千字
版、印次:2013 年 5 月第 1 版第 1 次印刷
印数:0001－2300
定价(含光盘):160.00 元

内容提要

　　本书由日本腹腔镜胃癌手术协会主席 Seigo Kitano 教授和韩国腹腔镜胃肠外科协会主席 Han-Kwang Yang 共同编写,详细描述和展示了腹腔镜胃癌切除手术适应证、手术区域规划、腹腔镜远端胃癌切除手术和全胃切除手术的标准操作步骤、术中和术后并发症及各种解剖变异情况下采取的清扫策略。本书配有原版手术视频 DVD,适合临床普通外科医师、胃肠道腹腔镜专业外科医师及其他相关人员参考研读,对于我国腹腔镜胃癌手术规范化、标准化具有重要指导价值。

主译简介

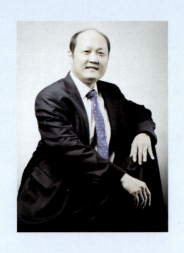

陈凛，解放军总医院普通外科主任、主任医师、教授、博士生导师，胃癌临床 MDT 首席专家，全军普通外科研究所所长，NCCN 胃癌指南中国版专家。兼任清华大学教授、博士生导师、南开大学医学院教授、博士生导师，南开大学医学院学位评定委员会委员。中央保健委员会会诊专家，中央军委保健委员会会诊专家。中华医学会外科学分会全国委员，中华医学会胃肠外科学组委员，全军普通外科学专业委员会副主任委员，全军胃肠外科学组组长，全国抗癌协会胃癌专业委员会副主任委员，全国抗癌协会大肠癌专业委员会常委。擅长胃肠道肿瘤外科以及胃肠道微创手术。从事胃癌临床及相关基础研究。致力于胃癌规范化外科治疗和 MDT 治疗模式的推广。主编 4 部专著。发表专业论文 120 余篇，其中 SCI 论文 30 多篇。培养博士研究生 40 多名，负责全军基金课题 6 项、国家自然基金课题 4 项、国家"863"重点课题 2 项。获军队医疗成果一等奖、二等奖 8 项。

李涛，解放军总医院普外科主治医师，医学博士，留美学者。注重以生存为导向的胃癌综合治疗理念。长期开展胃癌 D2 手术、胃癌新辅助化疗、靶向治疗等临床工作和研究。协助陈凛教授开展中国进展期胃癌新辅助化疗多中心、随机对照研究（RESONANCE 研究、NCT01583361）。撰写胃癌研究论文先后发表于美国 ASCO-GI 会议、日本亚洲肿瘤学大会、韩国世界胃癌大会，获得国际学者的肯定和关注。现任美国国家癌症中心（NCI）胃肠道肿瘤中国联络人、美国消化外科学会会员、亚洲肿瘤外科学会会员、北京地区胃癌中青年专家成员。以负责人承担省部级课题 2 项，参与国家级课题 5 项。发表专业论文 19 篇，其中 SCI 论文 4 篇。曾接受英国伦敦皇家马斯登医院（Royal Marsden）胃癌综合治疗培训、日本亚洲肿瘤学胃癌专业培训、美国威斯康星大学医院（MSKCC）胃肠肿瘤外科培训、美国纽约纪念斯隆肿瘤中心胃癌微创外科技术培训等。

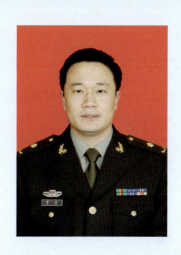

梁美霞，解放军总医院普外科医师，医学硕士。2006 年由澳门特别行政区保送至南开大学医学院。研究生期间学习胃癌规范化外科手术、胃癌新辅助化疗相关基础与临床知识。参与胃癌临床研究 3 项，撰写英文论文 3 篇，发表 SCI 论文 1 篇。

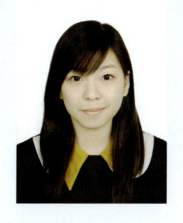

译者前言

日本 Seigo Kitano 教授和韩国 Han-Kwang Yang 教授是国际上非常著名的腹腔镜胃癌手术专家。1994 年 Kitano 教授完成了世界首例腹腔镜胃癌切除手术，并逐渐制定了多项腹腔镜胃癌手术操作流程和手术技巧，为此类手术的开展发挥了重要作用。两位教授作为日本－韩国腹腔镜胃癌手术协作研讨交流活动的发起人，致力于相互学习腹腔镜胃癌手术技巧和交流诊治经验，极大地促进了两国胃癌外科医生水平的提高，为广发胃癌患者带来福音。两位教授也是中国胃癌外科、腹腔镜胃癌外科的老朋友，曾多次来我国进行学术讲座。如今，他们组织日本和韩国胃癌外科腹腔镜技术应用多名专家共同编写了《腹腔镜胃癌切除术——标准手术操作和循证医学证据》。此书全面介绍了腹腔镜胃癌手术发展历程、日韩研究现状、手术适应证、手术技术步骤、并发症处理等内容，对腹腔镜胃癌手术评估、临床证据及手术培训等环节也有涉及。作者引用了大量临床研究数据，科学合理地阐明了开展腹腔镜胃癌手术安全性和肿瘤学可行性，同时应用大量精美手术图片讲述腹腔镜胃癌手术多个技术要点。本书配有日本和韩国顶尖胃癌专家腹腔镜胃癌根治手术录像视频，对于各国胃癌专科医生提高技术水平具有重要价值。

我国胃癌发病率高，且大多数患者为进展期胃癌。规范化、标准化淋巴结清扫（D2 手术）是我国胃癌专家共识。虽然目前全国各地医院均已开展腹腔镜胃癌手术，但在技术规范、限定适应证、手术技巧培训等方面还存在诸多欠缺，造成许多胃癌患者腹腔镜术后复发率较开放手术高。因此，本书将为我国胃癌外科腹腔镜技术应用提高，以及广大胃肠外科医生、从事胃癌外科研究专家、研究生、医学生提供很好的学习教材。希望腹腔镜手术能够成为我国部分胃癌患者的标准手术方式。

陈 凛

中国人民解放军总医院普通外科

2013 年 5 月 2 日

原著序一

我很荣幸能够与韩国腹腔镜内镜胃肠外科协会 Han-KwangYang 教授(前任主席)联合出版英文版《腹腔镜胃癌切除术——标准手术操作和循证医学证据》一书。

1991 年,日本医生开展了首例腹腔镜辅助胃癌切除手术,距今已经历了 20 年。起初,腹腔镜设备比较简陋,没有模拟训练系统,手术过程中出现失误在所难免。此后开展了一系列腹腔镜胃癌切除手术与开腹手术的对比研究,许多外科医生意识到腹腔镜胃癌切除手术有助于改善患者生存质量。从此,腹腔镜技术治疗胃癌得以广泛应用。

随着腹腔镜胃癌切除技术的快速普及,很有必要建立一套标准的技术操作流程以规范手术。1999 年我们建立了腹腔镜胃癌淋巴结清扫手术协会(后更名为如今的 LAG 协会)。此协会目标是建立标准的技术操作流程,意义在于提高胃癌手术安全性和规范化淋巴结清扫,将其作为胃癌局部治疗的一种方法。

2000 年,我们同韩国 Han-KwangYang 教授联合建立了日-韩腹腔镜胃癌手术协会,与韩国同行学者进行广泛学术交流。

过去 10 年期间,每年进行学术交流,日本和韩国胃癌专家对于腹腔镜胃癌标准手术达成共识。因此,我们决定出版英文版《腹腔镜胃癌切除术——标准手术操作和循证医学证据》,并附上 DVD 手术光盘来纪念协会成立 20 周年。我们相信此书对于初学者和每天进行腹腔镜胃癌手术的外科医生是非常有用的。

感谢 Han-KwangYang 教授和首尔国际大学 Gyu-SeokCho 博士、Norio Shiraishi 教授、Tsuyoshi Etoh 博士、Midoi Koo 小姐、Emi Ichimaru 小姐和 Ai Sato 小姐为本书出版付出的极大努力。同时我想对日本 Springer 出版社工作的 Makie Kambara 小姐特别表达衷心感谢。

我愿意将本书献给于 20 年前即 1991 年 12 月 26 日首次应用腹腔镜技术进行远端胃癌切除手术的那例胃癌患者。

Seigo Kitano 教授

日本腹腔镜胃癌手术协会主席

2011 年 9 月

原著序二

2000年，日本Seigo Kitano教授与我共同推动腹腔镜胃癌手术而进行学术合作。2006年，在政府的资助下，Kitano教授和我带领日本和韩国胃癌外科医生正式开始进行腹腔镜胃癌手术联合学术研讨会。每年我们都会相互交流治疗技术和经验。

日-韩或韩-日联合研讨会可以相互交流经验，激励双方不断进步，带来良性竞争。本书是首部由日本和韩国腹腔镜胃癌外科医生、协会和两国共同努力完成的专著。本书展示了各位治疗胃癌的大师们精湛的手术操作技巧。我相信编写的内容也会随着时光流逝而逐渐发展，世代相传。

我和Kitano教授为本书对日本和韩国外科所带来的贡献而感到骄傲。特别感谢Norio Shiraishi教授、Gyu-Cho博士和为本书出版作出巨大贡献的人。

我将此书献给自愿参加腹腔镜胃癌手术临床研究的患者。

Han-Kwang Yang
韩国腹腔镜胃肠外科协会主席
2011年9月

原著者名单

Gyu-Seok Cho *(Chapters 27, 28)* Department of Surgery, College of Medicine, Soonchunhyang University, Bucheon-si, Gyeonggi-do, Republic of Korea

Il Ju Choi *(Chapter 3)* Center for Gastric Cancer, National Cancer Center, Goyang, Gyeonggi, Republic of Korea

Seung Ho Choi *(Chapters 29, 30)* Gangnam Severance Hospital, Yonssei University College of Medicine, Seoul, Korea

Ho Young Chung *(Chapters 25, 26)* Department of Surgery, Kyungpook National University Hospital, Dae-Gu, Korea

Yuichiro Doki *(Chapters 7, 16)* Department of Gastroenterological Surgery, Osaka University Graduate School of Medicine, Suita, Osaka, Japan

Tsuyoshi Etoh *(Chapters 6, 25)* Department of Surgery I, Oita University Faculty of Medicine, Hasama-machi, Oita, Japan

Michitaka Fujiwara *(Chapters 14, 27)* Department of Surgery II, Nagoya University Graduate School of Medicine, Nagoya, Aichi, Japan

Tetsu Fukunaga *(Chapters 15, 26)* Department of Gastroenterological and General Surgery, St. Marianna University, School of Medicine, Kawasaki, Kanagawa, Japan

Sang-Uk Han *(Chapters 31, 32)* Department of Surgery, School of Medicine, Ajou University, Suwon-si, Kyeonggi-Do, Republic of Korea

Naoki Hiki *(Chapter 9)* Gastroenterological Center, Department of Gastroenterological Surgery, Cancer Institute Hospital, Japanese Foundation for Cancer Research, Koto-ku, Tokyo, Japan

Woo Jin Hyung *(Chapters 22, 34)* Department of Surgery, Yonsei University College of Medicine, Seoul, Korea

Jun Isogaki *(Chapter 23)* Department of Surgery, Fujita Health University School of Medicine, Toyoake, Aichi, Japan

Michio Kaminishi *(Chapters 8, 33)* Department of Surgery, Showa General Hospital, Kodaira, Tokyo, Japan

Hitoshi Katai *(Chapters 5, 18)* Gastric Surgery Division, National Cancer Center Hospital, Chuoku, Tokyo, Japan

Chan-Young Kim *(Chapters 14, 15)* Department of Surgery, Chonbuk National University Medical School, Jeonju, Chonbuk, Korea

Hyung-Ho Kim *(Chapters 23, 24)* Department of Surgery, Seoul National University Bundang Hospital, Seongnam-si, Gyeonggi, Republic of Korea

Jin-Jo Kim *(Chapters 20, 21)* Department of Surgery, Incheon St. Mary's Hospital, The Catholic University of Korea, Incheon, Korea

Min Chan Kim *(Chapters 25, 26)* Department of Surgery, Minimally Invasive and Robot Center, Dong-A University Medical Center, Busan, Korea

Wook Kim *(Chapters 18, 19)* Department of Surgery, Yeouido St. Mary's Hospital, College of Medicine, The Catholic University of Korea, Seoul, Republic of Korea

Young-Woo Kim *(Chapters 10, 11)* Gastric Cancer Branch, Research Institute and Hospital, National Cancer Center, Goyang, Gyeonggi-do, Republic of Korea

Yuko Kitagawa *(Chapters 3, 13)* Department of Surgery, School of Medicine, Keio University,

Shinjuku-ku, Tokyo, Japan

Seigo Kitano *(Chapter 1)* Oita University, Hasama-machi, Oita, Japan

Yasuhiro Kodera *(Chapters 14, 27)* Department of Surgery II, Nagoya University Graduate School of Medicine, Nagoya, Aichi, Japan

Kazuyuki Kojima *(Chapters 17, 28)* Center for Minimally Invasive Surgery, Surgical Oncology, Graduate School of Medicine, Tokyo Medical and Dental University, Bunkyo-ku, Tokyo, Japan

Hyuk-Joon Lee *(Chapter 20)* Department of Surgery and Cancer Research Institute, Seoul National University Hospital, Seoul National University College of Medicine, Seoul, Korea

Joo-Ho Lee *(Chapters 16, 17)* Department of Surgery, School of Medicine Ewha Womans University, Seoul, Korea

Jun Ho Lee *(Chapters 14, 15)* Gastric Cancer Branch, Research Institute and Hospital, National Cancer Center, Goyang, Gyeonggi-do, Republic of Korea

Sang-Il Lee *(Chapter 6)* Department of Surgery, Chungnam National University College of Medicine, Daejeon-si, Republic of Korea

Sang-Woong Lee *(Chapters 22, 34)* Department of General and Gastroenterological Surgery, Osaka Medical College, Takatsuki, Osaka, Japan

Young-Joon Lee *(Chapters 12, 13)* Department of Surgery, College of Medicine, Gyeongsang National University, Jinju, Gyeongsangnam-do, Republic of Korea

Joon Seok Lim *(Chapters 4, 5)* Department of Diagnostic Radiology, Yonsei University College of Medicine, Seoul, Korea

Minoru Matsuda *(Chapters 11, 32)* Division of Digestive Surgery, Nihon University School of Medicine, Chiyoda-ku, Tokyo, Japan

Hideo Matsui *(Chapters 21, 32)* Kawasaki Takatsu Clinic and IHCM, Kawasaki, Kanagawa, Japan

Young Don Min *(Chapters 6, 7)* Department of Surgery, Chosun University College of Medicine, Gwangju-si, Republic of Korea

Yugo Nagai *(Chapters 10, 29)* Izumiotsu Municipal Hospital, Izumiotsu, Osaka, Japan

Do Joong Park *(Chapters 31, 32)* Department of Surgery, Seoul National University Bundang Hospital, Seongnam-si, Gyeonggi, Republic of Korea

Sung Soo Park *(Chapters 8, 9)* Department of Surgery, Korea University College of Medicine, Seoul, Republic of Korea

Young-Kyu Park *(Chapters 23, 24)* Department of Gastroenterologic Surgery, Chonnam National University Hwasun Hospital, Hwasun-gun, Jeollanam-do, Korea

Keun Won Ryu *(Chapters 22, 33)* Gastric Cancer Branch, National Cancer Centre, Goyang-si, Gyeonggi-do, Korea

Seung Wan Ryu *(Chapters 27, 28)* Department of Surgery and Division of Gastrointestinal Surgery, The Keimyung University School of Medicine, Daegu-si, Republic of Korea

Seong Yeop Ryu *(Chapters 10, 11)* Department of Gastroenterologic Surgery, Chonnam National University Hwasun Hospital, Hwasun-gun, Jeollanam-do, Republic of Korea

Shinichi Sakuramoto *(Chapters 19, 30)* Department of Surgery, Kitasato University, Sagamihara, Kanagawa, Japan

Norio Shiraishi *(Chapters 12, 31)* Department of Surgery I, Oita University Faculty of Medicine, Yufu-shi, Oita, Japan

Tae Sung Sohn *(Chapters 16, 17)* Department of Surgery, Sungkyunkwan University School of Medicine, Samsung Medical Center, Seoul, Korea

Kyo Young Song *(Chapters 12, 13)* Department of Surgery, Seoul St. Mary's Hospital, The Catholic University of Korea, Seoul, Republic of Korea

Kenichi Sugihara *(Chapter 17)* Center for Minimally Invasive Surgery, Surgical Oncology, Graduate School of Medicine, Tokyo Medical and Dental University, Bunkyo-ku, Tokyo, Japan

Tsunehiro Takahashi *(Chapters 4, 13)* Keio Cancer Center, Keio University Hospital, Shinjuku-ku, Tokyo, Japan

Tadatoshi Takayama *(Chapter 11)* Division of Digestive Surgery, Nihon University School of Medicine, Chiyoda-ku, Tokyo, Japan

Shuji Takiguchi *(Chapters 7, 16)* Department of Gastroenterological Surgery, Osaka University Graduate School of Medicine, Suita, Osaka, Japan

Nobuhiko Tanigawa *(Chapters 22, 34)* Tanigawa Memorial Hospital, Ibaraki, Osaka, Japan

Shinya Tanimura *(Chapters 9, 20)* Gastroenterological Center, Department of Gastroenterological Surgery, Cancer Institute Hospital, Japanese Foundation for Cancer Research, Koto-ku, Tokyo, Japan

Ichiro Uyama *(Chapters 23, 24)* Department of Surgery, Fujita Health University School of Medicine, Toyoake, Aichi, Japan

Hirokazu Yamaguchi *(Chapters 8, 33)* Department of Surgery, Showa General Hospital, Kodaira, Tokyo, Japan

Keishi Yamashita *(Chapter 19)* Department of Surgery, Kitasato University, Sagamihara, Kanagawa, Japan

Han-Kwang Yang *(Chapter 2)* Department of Surgery, Seoul National University, College of Medicine and Cancer Research Institute, Seoul, Korea

Jeong Hwan Yook *(Chapters 8, 9)* Department of Surgery, University of Ulsan College of Medicine, Seoul, Republic of Korea

目 录

第一部分

腹腔镜胃癌切除手术全球现状:

国际性调查 (JSES,KLASS)

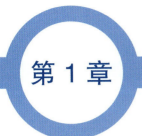

第1章
日本腹腔镜胃癌切除手术发展历程

Seigo Kitano

一、日本腹腔镜胃癌切除手术发展历程

腹腔镜胃癌切除手术已在日本广泛开展。1991 年日本医生开展了首例 LADG(腹腔镜辅助远端胃癌切除术),1992 年开展腹腔镜胃楔形切除手术,1993 年开展腹腔镜胃黏膜切除手术[1-3]。后两种手术方式并不要求淋巴结清扫,只适用于没有淋巴结转移危险的胃癌患者。

由于仪器生产商的支持、日本内镜外科协会(JSES)技术授权和日本腹腔镜外科研究会(JLSSG)建立标准手术流程并证明了腹腔镜技术治疗胃癌的可行性,才使得日本腹腔镜胃癌切除术得到了快速发展(图 1-1)。此外,日本-韩国腹腔镜外科研究会和亚洲内镜外科医学会等学术活动极大地促进了腹腔镜胃癌切除术在亚洲广泛传播(图 1-2)。

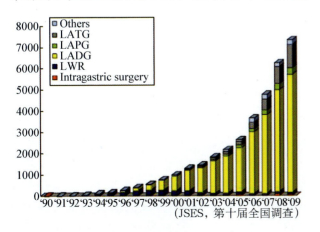

图 1-1　腹腔镜胃癌切除术

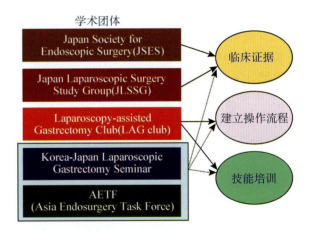

图 1-2　支持腹腔镜辅助远端胃癌切除术(LADG) 的学术团体

二、日本腹腔镜胃癌切除手术现况

每年 JSES 都会进行全国性问卷调查。图1-1显示的是 2010 年 JSES 第十届全国性调查结果[4]。1991 年以来,共完成 34 645 例腹腔镜胃癌切除手术。其中,2009 年完成 7341 例,10 年期间手术量约增加了 10 倍。LADG 联合淋巴结清扫病例数同样增加了 10 倍左右,2009 年共完成5866 例。

随着腹腔镜技术的规范化，大约25％的日本胃癌患者手术是通过腹腔镜技术完成的（图1-3）。因此，如果能够通过开展随机、对照研究（RCT）证实腹腔镜胃癌切除术与开腹手术具有相同的安全性和肿瘤根治性，那么腹腔镜手术由于创伤小的优点将会让更多的胃癌患者受益。

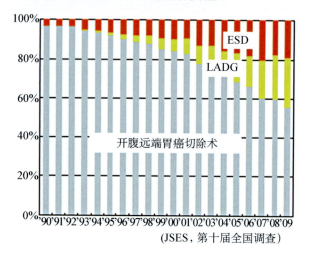

图 1-3　LADGs 占所有胃癌手术中的百分比

三、腹腔镜远端胃癌切除手术（LADG）

胃癌通常发生于小弯侧胃角处并逐渐侵犯至胃窦，所以腹腔镜胃癌切除术首先从远端胃癌切除开始。远端胃癌切除术中消化道重建过程相对复杂，需要通过辅助小切口完成。

20世纪90年代，LADG只适用于早期胃癌患者，淋巴结清扫仅限于胃周和第7、8a、9组淋巴结。现在这些手术方式被命名为 D1，D1＋α（第7

组）和 D1＋β（第7、8a、9组）淋巴结清扫。2000年以后，随着外科技术的提高，腹腔镜技术治疗进展期胃癌的数量迅速增加，可以完成 D1＋β和 D2淋巴结清扫手术。JSES 第十届全国性调查结果显示，LADG 手术中，D1＋β和 D2 淋巴结清扫比例分别为44％和35％（图1-4）。

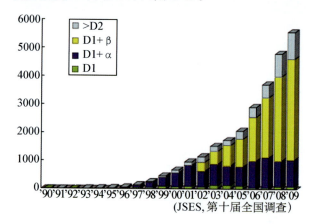

（JSES，第十届全国调查）

图 1-4　LADG 淋巴结清扫

外科技术的发展提高了 LADG 手术安全性。与第六届全国性调查相比，第十届全国性调查术中和术后并发症患病率分别从2.9％和15.5％降至1.1％和7.5％（表1-1）。日本临床肿瘤学组（JCOG）I 期研究结果显示 LADG 是安全的[5]。腹腔镜止血器械（超声刀）、手术分离、血管闭合和消化道重建过程中使用自动缝合器械，大大提高了手术安全性。

表 1-1　腹腔镜辅助远端胃癌切除手术并发症

	第6届（n=1630）	第7届（n=2671）	第8届（n=3792）	第9届（n=6615）	第10届（n=10 355）
术中（％）	2.9	3.5	1.9	1.3	1.1
术后（％）	15.5	14.3	9.0	8.2	7.5

（JSES，第十届全国调查）

相关回顾性研究和四个进行对比 RCT 研究对 LADG 和开腹远端胃癌切除手术，Meta 分析显示 LADG 创伤较小[6]。虽然 LADG 术后长期生存鲜有报道，但日本多中心研究结果已经证实了 LADG 治疗早期胃癌的可行性[7]。JCOG 肯定了此结果，且 JLSSG 从肿瘤治疗角度方面确定了 LADG 对治疗进展期胃癌的可行性。

四、腹腔镜全胃或近端胃癌切除手术

如今，已经制定了 LADG 相关手术操作规范。日本学者正将腹腔镜技术用于全胃癌切除和近端胃癌切除手术，但标准的消化道重建技术仍需进一步完善。

腹腔镜辅助全胃切除手术适用于早期近端胃

癌和进展期胃癌患者。手术的关键在于消化道重建,特别是确保食管空肠吻合是安全的。根据 JSES 第十届全国性调查,目前已经开展腹腔镜辅助全胃癌切除术 3216 例。2009 年为 1103 例,且病例数正逐渐增加(图 1-1)。

腹腔镜近端胃癌切除术适用于早期近端胃癌无法进行内镜切除的患者。消化道重建方式包括胃管重置、食管-胃吻合和空肠间置。从营养学和技术安全的角度来讲,目前尚未建立标准的技术操作流程。

五、腹腔镜胃癌切除手术的未来

1991 年日本首先开始应用腹腔镜技术进行胃癌手术,目前已逐渐发展到淋巴结清扫和近端胃癌手术。如果能够实现腹腔镜胃癌切除技术的标准化,同时能够证明其安全性和肿瘤治疗可行性,那么腹腔镜技术治疗胃癌将会得到迅速发展。可能在不久的将来,所有的胃癌患者都有可能应用腹腔镜技术实现微创手术。

○ 参考文献 ○

[1] Ohgami M, Otani Y, Furukawa T, et al. Curative laparoscopic surgery for early gastric cancer: eight years experience. Nippon Geka Gakkai Zasshi, 2000: 101:539-545 (in Japanese)

[2] Ohashi S. Laparoscopic intraluminal (intragastric) surgery for early gastric cancer. Surg Endosc, 1995, 9:169-171

[3] Kitano S, Iso Y, Moriyama M, et al. Laparoscopy-assisted Billroth I gastrectomy. Surg Laparosc Endosc, 1994, 4:146-148

[4] Japan Society for Endoscopic Surgery. nationwide survey on endoscopic surgery in Japan. J Jpn Soc Endosc Surg, 2010, 15(5):557-679 (in Japanese)

[5] Kurokawa Y, Katai H, Fukuda H, et al. Phase Ⅱ study of laparoscopy-assisted distal gastrectomy with nodal dissection for clinical stage Ⅰ gastric cancer: Japan Clinical Oncology GroupStudy JCOG0703. Jpn J Clin Oncol, 2008, 36:501-503

[6] Hosono S, Arimoto Y, Ohtani H, et al. Meta-analysis of shortterm outcomes after laparoscopy-assisted distal gastrectomy. World J Gastroenterol, 2006, 12: 7676-7683

[7] Kitano S, Shiraishi N, Uyama I, et al. A multicenter study on oncologic outcome of laparoscopic gastrectomy for early cancer in Japan. Ann Surg, 2007, 245: 68-72

第2章

韩国腹腔镜胃癌切除手术发展历程

Han-Kwang Yang

一、引言

随着诊断仪器的发展和增加健康普查,韩国早期胃癌发病率从 2004 年 47.4％增至 2009 年 57.7％[1]。1991 年,Kitano 教授成功地将腹腔镜技术应用于早期胃癌,此后得以广泛应用。腹腔镜胃癌手术目的在于不影响肿瘤根治性与生存率的情况下,使得外科操作最小化,最大限度地提高患者生活质量。腹腔镜胃癌切除手术优势在于减轻术后疼痛、炎症反应、迅速恢复肠道功能、缩短住院时间、保持免疫功能、切口美观和尽快地恢复正常生活。

二、韩国腹腔镜胃癌切除手术

根据韩国腹腔镜胃肠道外科研究协会(KLASS)调查:2009 年,完成 3083 例腹腔镜胃癌手术(全胃癌切除手术占 25.8％),是 2004 年的 5 倍(图 2-1)。1995—2009 年,腹腔镜胃癌手术共计 14 731 台。2006 年后,韩国医疗保险开始涵盖腹腔镜胃癌手术,此项技术开始得到广泛应用。从 2003 年开始,腹腔镜全胃癌切除手术快速发展(2003 年:20 例;2004 年:112 例;2008 年:231例)。但很少进行腹腔镜辅助保留幽门胃癌切除术、腹腔镜辅助近端胃癌切除术和手助腹腔镜手术。腹腔镜胃腺癌手术适应证选择范围:21 位外

科医生选择只限于 T1 期患者,17 位外科医生将手术指征扩展至 T2 期,只有 2 位外科医生扩展至超过 T2 期病灶。

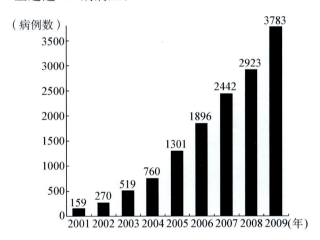

图 2-1　韩国腹腔镜胃癌手术年度病例数

三、韩国腹腔镜胃癌手术练习标准

14 家医院 14 名胃癌外科医生参加了 2009 年举行的"腹腔镜胃癌手术练习标准"调查,结果发布于第 4 届日-韩腹腔镜胃癌手术联合研讨会。术前肿瘤分期评估:超声胃镜应用率为 71.4％、内镜钛夹应用率为 78.6％,28.6％的患者应用胃管。腹腔镜胃癌切除手术指征如下:T2N0 期 42.9％(6/14),T3 期 14.3％。为防止深静脉血

栓，弹力袜使用率为 92.3％，低分子肝素使用率为 30.8％。手术过程中体位：仰卧位占 71.4％，半截石位占 28.6％。腹腔镜辅助远端胃癌切除手术辅助小切口比例为 92.9％，一般长度为 5cm 左右。78.6％的患者进行体外吻合，Billroth Ⅰ 与 Billroth Ⅱ 的比例为 7:2。多数患者行 D1＋b 淋巴结清扫。D2 淋巴结清扫的适应证是病灶浸润至黏膜下层、进展期和淋巴结肿大的胃癌患者。术后处理方面，一般于术后（2.32±0.46）天进水，（3.45±0.63）天进流食。术后（3.92±1.22）天可拔除引流管。镇痛药应用不超过术后（2.96±1.35）天，抗生素不超过（2.39±1.33）天。患者术后（6.54±1.03）天出院。

四、韩国腹腔镜胃癌手术临床研究

韩国已经开展了多项关于腹腔镜胃癌手术多中心回顾性研究[2-8]。文献报道了两个小样本 LADG 与开腹远端胃癌切除手术（ODG）比较随机对照试验结果[9,10]，并发症发生率和死亡率分别为 13.1％和 0.7％[3]。基于 LADG 与 ODG 对比的回顾性分析结果，KLASS 开展了胃癌 LADG 与 ODG 对比前瞻性多中心、随机、对照研究。依据 KLASS 研究前期分析，对比了 179 例 LADG 和 163 例 ODG 患者资料，两组患者年龄、性别或基础病均无差异，LADG 组与 ODG 组术后并发症发生率分别为 10.5 ％（17/179）和 14.7 ％（24/163）（P＝0.137）。LADG 组术后死亡率为 1.1 ％（2/179），而 ODG 组为 0 ％（0/163）（P＝0.497）。初步结果显示 LADG 组与 ODG 组患者并发症发生率和死亡率无显著性差异[11]。2010 年，KLASS 研究完成了所有患者入组，将会公布 LADG 适用于早期胃癌可行性的 Ⅰ 类循证医学证据。另一项 LADG 应用于进展期胃癌的 KLASS 研究已经在韩国启动。

五、腹腔镜胃癌手术培训

随着腹腔镜胃癌手术数量的迅速增加，相关技术培训开始变得尤为重要。腹腔镜胃癌手术培训有各种不同类型的练习工具，例如体外模拟训练箱、大体模型、活体猪模型、视觉模拟系统。韩国开办了很多培训学习班，初学者能比较容易和迅速地克服腹腔镜胃癌手术的难点。

六、腹腔镜胃癌手术国际性合作

定期举办的国际性学术会议可以为各国医生分享经验带来机遇。例如：2010 年 2 月在长崎举办的第五届日-韩腹腔镜胃癌手术联合研讨会，为日本和韩国腹腔镜胃癌外科医生交流经验和技术提供了很好的平台。与会者同意出版一本关于腹腔镜胃癌手术和日韩临床数据的英文版书籍。2009 年 11 月举行的 Kanto LAG 会议上，通过 Kanto LAG 协会和 KLASS 连接的高速互联网进行视频交流，既方便，又经济。

七、机器人手术

机器人手术能够克服传统腹腔镜手术技术上的不足之处。这项技术包括三维影像、稳定的摄像平台和机械臂，能够避免反向动作和滤过震颤。韩国比其他国家更早地将机器人技术应用于胃癌患者，已经广泛报道了机器人胃癌手术的可行性[12-14]。韩国顶尖医院已经引进了大约 50 台 daVinci，广泛应用于包括胃癌在内的外科手术。韩国机器人胃癌手术协会正探讨开展机器人系统在胃癌切除手术过程中的作用的临床研究。

八、总结

由于早期胃癌高发病较高，韩国已经广泛开展了腹腔镜胃癌切除手术。虽然已经报道了腹腔镜胃癌切除手术近期和远期结果，但我们仍需等待包括 KLASS 研究在内的多中心、随机、对照研究结果。

○ 参考文献 ○

[1] Korean Gastric Cancer Association Information Committee. 2004 nationwide gastric cancer report in Korea. J Korean Gastric Cancer Assoc, 2007, 47-54

[2] Song KY,Hyung WJ,Kim HH.et al.Is gastrectomy mandatory for all residual or recurrent gastric cancer following endoscopic resection? A large-scale Korean multi-center study. J Surg Oncol, 2008,98:6-10

[3] Kim W,Song KY,Lee HJ.et al.The impact of co-morbidity on surgical outcomes in laparoscopy-assisted distal gastrectomy:a retrospective analysis of multicenter results. Ann Surg, 2008, 248:793-799

[4] Kim MC,Kim W,Kim HH.et al.Risk factors associated with complication following laparoscopy-assisted gastrectomy for gastric cancer:a large-scale Korean multicenter study. Ann Surg Oncol,2008,15:2692-2700

[5] Lee HJ,Kim HH,Kim MC.et al.The impact of a high body mass index on laparoscopy assisted gastrectomy for gastric cancer.Surg Endosc,2009,23:2473-2479

[6] Jeong GA,Cho GS,Kim HH.et al.Laparoscopy-assisted total gastrectomy for gastric cancer:a multi-center retrospective analysis. Surgery, 2009, 146:469-474

[7] Cho GS,Kim W,Kim HH.et al.Multicentre study of the safety of laparoscopic subtotal gastrectomy for gastric cancer in the elderly. Br J Surg, 2009,96:1437-1442

[8] Song J,Lee HJ,Cho GS.et al.Recurrence following laparoscopy-assisted gastrectomy for gastric cancer:a multicenter retrospective analysis of 1,417 patients.Ann Surg Oncol,2009,17:1777-1786

[9] Lee JH, Han HS. A prospective randomized study comparing open versus laparoscopy-assisted distal gastrectomy in early gastric cancer:early results. Surg Endosc,2005,19:168-173

[10] Kim YW,Baik YH,Yun YH.et al.Improved quality of life outcomes after laparoscopy-assisted distal gastrectomy for early gastric cancer:results of a prospective randomized clinical trial. Ann Surg, 2008,248:721-727

[11] Kim HH,Hyung WJ,Cho GS.et al.Morbidity and mortality of laparoscopic gastrectomy versus open gastrectomy for gastric cancer:an interim report:a phase Ⅲ multicenter,prospective,randomized Trial (KLASS Trial).Ann Surg,2010,251:417-420

[12] Song J,Oh SJ,Kang WH.et al.Robot-assisted gastrectomy with lymph node dissection for gastric cancer:lessons learned from an initial 100 consecutive procedures.Ann Surg,2009,249:927-932

[13] Kim MC,Heo GU,Jung GJ.Robotic gastrectomy for gastric cancer:surgical techniques and clinical merits.Surg Endosc,2010,24:610-615

[14] Hur H,Kim JY,Cho YK.et al.Technical feasibility of robot-sewn anastomosis in robotic surgery for gastric cancer. J Laparoendosc Adv Surg Tech, 2010,A 20(8):693-697

第二部分

腹腔镜胃癌切除手术适应证

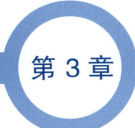

第 3 章

内镜评估

Il Ju Choi，Yuko Kitagawa

一、食管胃十二指肠内镜检查

内镜录像系统能够提供高质量数字图像、重塑色彩和组织结构强化。胃癌内镜下特点是黏膜层变色（苍白或发红）、不规则微血管网或通过白光内镜（WLE）显示黏膜隆起或凹陷。

日本胃癌协会（JGCA）将胃癌肉眼分型分为6型（0～5）[1]。T0期包括病理学证实为非典型增生和病理学证实的胃癌，T0期胃癌形态学具有预测浸润胃壁深度价值，并提供"内镜分期"。内镜分期主要用途是预测癌细胞黏膜下浸润的风险，因为浸润到黏膜下会增加淋巴结转移的风险[2]。内镜下胃癌形态学可为治疗提供参考，包括内镜下切除或外科手术。高质量的内镜图像有助于内镜下黏膜病灶的精确分级。色素内镜、放大内镜和虚拟色素内镜可以提高胃病灶检测概率。

二、色素内镜

通过色素内镜评估胃癌时，靛胭紫是最常用的染色。染色过程中由于蓝染集中于凹陷区域和黏膜沟中使黏膜结构中的不规则部位被挑染，从而形成了鲜明的对比，经过标准内镜检查显示改变颜色、黏膜不规则、溃疡或模糊的血管网，0.3％的靛胭紫溶液被喷洒在该区域中，靛胭紫溶液可

显露出病灶的边界，并更能显露出被染料堆积的隐匿凹陷病灶[3]。

三、放大内镜

对于胃微血管结构的分析，需要放大胃黏膜毛细血管。研究发现胃黏膜毛细血管的最小直径是8mm。最近有一种放大内镜能够对于直径约8mm的胃黏膜毛细血管起到非常好的放大效果[4]。放大作用可以通过光学变焦或结合光电学而实现。放大内镜有两个明确的用途：（凹陷型）上皮表面结构分析和半透明无染色上皮中的血管网分析[2]。

传统的或电子色素内镜可以进一步改善放大后的图像，从而使黏膜表面结构增强。放大内镜是有助于区分小的早期胃癌和局部胃炎，评估早期胃癌内镜下切除外侧缘。此项技术难以用于组织学上未分化的胃癌（弥漫型）[4]。

四、加强内镜图像

WLE系统组织照明应用可见光（400～700mm）光谱。光的传播取决于波长，红光波长长，扩散广；而蓝光波长短，扩散窄。血红蛋白是胃肠道黏膜最主要的色素。

清晰显示微血管结构和微表面结构有多种方法。窄波图像系统（NBI）是用两种窄波滤器来

形成蓝绿（415nm）和红光（540nm）光谱的组织照明。表面黏膜层的毛细血管被波长为415nm的蓝绿光强化变成棕色，或被波长为540nm的光照明变成蓝色。多波影像是一种软件操控的数字影像，它是在重构虚拟图像上用可选波长的光增强黏膜表面结构的先进技术[5]。

结合NBI系统与放大内镜（ME-NBI）能清楚显示表面黏膜的微结构及其毛细血管走行，这也可用于预测幽门螺杆菌感染及胃炎组织学严重程度[6]。3层正常黏膜结构消失，微血管扩张和异质性可提示浅表凹陷型胃癌[7]。此外，癌与正常组织之间清楚的界限对于预测早期胃癌外侧范围是十分重要的[4]。

五、超声内镜

超声内镜结合了内镜及高频超声使内镜检查时胃肠壁和邻近结构可视化，超声胃镜有环扫方式和线阵扫描内镜两种类型。环阵扫描超声内镜可以得到与内镜成直角的360°范围断层面，很容易观察其解剖学结构。而线阵扫描方式可以得到与内镜平行的断面，这种设备主要用于穿刺活检，小型探头是可插入传统内镜活检孔道的细探头。

胃癌可通过环阵扫描内镜或小探头评价分期，用高频超声扫描能极好地显示出胃壁各层，便于胃癌精确T分期。虽然小探头可明确分辨7～9层正常胃壁，包括不同组织层面间的分界面形成的额外回声，但在超声内镜图像上常只显示出5层结构。早期胃癌可通过分裂、增厚及不规则的胃黏膜及黏膜下层诊断，进展期胃癌通过第4或超过第4层的低回声肿物诊断。

超声胃镜对于T分期的诊断精确性是65%～92.1%，检测浸润浆膜层的敏感性和特异性分别为77.8%～100%和67.9%～100%[8]。超声胃镜检测淋巴结转移的敏感性和特异性分别为16.7%～96.8%和48.4%～100%（平均84.6%）[9]。影响早期胃癌T分期的因素有未分化组织学和肿瘤大小（>3cm）[10]。

参考文献

[1] Japanese Gastric Cancer Associcaton.Japanese classification of gastric carcinoma-2nd english edition. Gastric Cancer,1998,1:10-24

[2] The Paris endoscopic classification of superficial neoplastic lesions:esophagus,stomach,and colon.Gastrointest Endosc,2003,58（6 Suppl）:S3-43

[3] Kida M,Kobayashi K,Saigenji K. Routine chromoendoscopy for gastrointestinal diseases:indications revised.Endoscopy,2003,35:590-596

[4] Yao K,Anagnostopoulos GK,Ragunath K.Magnifying endoscopy for diagnosing and delineating early gastric cancer.Endoscopy,2009,41:462-467

[5] Technology Committee ASGE,Song LM,Adler DG et al.Narrow band imaging and multiband imaging. Gastrointest Endosc,2008,67:581-589

[6] Tahara T,Shibata T,Nakamura M,et al.Gastric mucosal pattern by using magnifying narrow-band imaging endoscopy clearly distinguishes histological and serological severity of chronic gastritis.Gastrointest Endosc,2009,70:246-253

[7] Kaise M,Kato M,Urashima M,et al.Magnifying endoscopy combined with narrow-band imaging for differential diagnosis of superficial depressed gastric lesions.Endoscopy,2009,41:310-315

[8] Kwee RM,Kwee TC. Imaging in local staging of gastric cancer:a systemic review.J Clin Oncol,2007, 25:2107-2116

[9] Kwee RM,Kwee TC. Imaging in assessing lymph node status in gastric cancer. Gastric Cancer,2009, 12:6-22

[10] Kim JH,Song KS,Youn YH.et al.Clinicopathologic factors influence accurate endosonographic assessment for early gastric cancer.Gastrointest Endosc, 2007,66:901-908

第4章

影像学评估

Joon Seok Lim, Tsunehiro Takahashi

一、引言

胃癌病灶切除和邻近淋巴结清扫是唯一被证实可以治愈胃癌的方法[1,2]。但是,胃癌治疗是非常复杂的过程,需要针对个体选择不同的治疗策略[3]。精确的术前分期,尤其是肿瘤浸润胃壁深度、侵犯邻近器官、淋巴结肿大或远处转移对于决定最佳治疗方案和避免手术中不恰当操作是十分重要的。计算机断层检查(CT)是常用的术前评估和胃癌分期的检查方法。近来,多排螺旋CT(MDCT)的发展、3D技术和CT血管造影技术(CTA)极大地促进了胃癌分期和周围血管解剖准确评估。

本章中,我们将会阐述MDCT如何用于胃癌TNM分期,也将会讨论和说明CTA对腹腔镜胃癌切除手术中胃周围血管解剖的评估作用。

二、T分期

根据第7版美国癌症联合协会(AJCC)肿瘤分期系统[4],肿瘤(T)分期如下:T1期,肿瘤浸润黏膜固有层,黏膜肌层(T1a期)或黏膜下层(T1b期);T2期,肿瘤浸润固有肌层;T3期,肿瘤穿透浆膜下层但无侵犯内脏腹膜或邻近结构;T4期,

肿瘤浸润浆膜层(内脏腹膜)(T4a期)或邻近结构(T4b期)。精确T分期对制定最佳治疗方案十分重要。

传统上,CT检查可显示肿瘤侵犯胃壁程度并进行分级[5]。对于T1期及T2期病灶,只限于浸润至胃壁内,外界光滑(图4-1a,b)。T3期和T4a期病灶,浆膜外廓变得模糊不清,逐渐变淡的索状区域可延至胃周脂肪(图4-1c)。T4b期病灶,肿瘤直接扩散及浸润至附近器官或结构(图4-1d)。

最近,MDCT技术可以通过其薄切面、最佳对比加强和3D多维重建技术(MPR)使分期更为精确。数名调查员提出对T分期更为复杂和详细的MDCT表现。对于T1a期与T1b期的差别,Lee等认为MDCT上无法识别的胃癌更倾向于T1a期,而T1b期比T1a期能显示出黏膜增厚[6](图4-1a)。T4b病灶的诊断(浸润邻近器官)对决定肿瘤可切除性和最佳手术范围更为重要。Kim等表示CT多维图像可将T3期、T4a期与T4b期胃癌进行区别[7](图4-1d)。腹腔镜胃癌切除手术的适应证包括T1~3N0M0期胃癌。因此,将T1~3期胃癌与T4期进行区分是非常重要的。

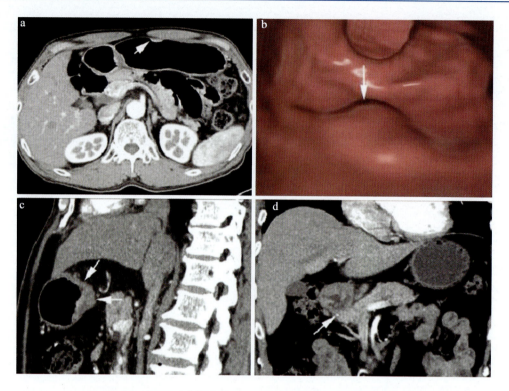

图 4-1　不同 T 分期多排 CT（MDCT）表现（如箭头所示）

a. T1b 期：胃体下部局部增强病灶；b. 对应于图 a 所示部位胃镜检查表现 1.6cm 隆起病灶；c. T4a 期：胃窦部胃周脂肪浸润；d. T4b 期：胃窦幽门前方进展期胃癌侵犯胰头

三、N 分期

AJCC 分期系统中 N 分期如下：N1，1～2 个区域淋巴结转移；N2，3～6 个区域淋巴结转移；N3，超过 7 个区域淋巴结转移[4]。淋巴结部位非常重要，原因在于清扫淋巴结的程度（D1～D4）。在日本和韩国，D2 手术是标准手术方式，要求清扫 LNs 1～11。CT 显示的第 12～16 组肿大的淋巴结在 D2 手术中是不要求清扫的。事实上，AJCC 分期将第 12～16 组转移淋巴结列为远处转移（M1）。因此，术前通过 CT 检查清晰显示淋巴结部位对于手术方式具有重要意义（图 4-2）。

CT 显示阳性淋巴结主要依据其大小、形状、肿大类型（即短轴大于 8mm、类圆形、中心坏死、明显的或非均匀强化）[8-10]。然而，CT 局限之处在于其无法识别正常大小的淋巴结是否有癌细胞

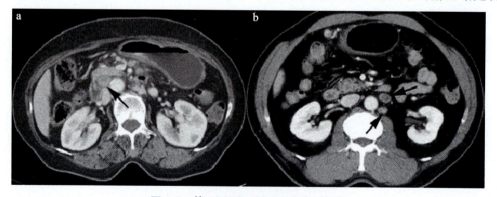

图 4-2　第 13 组和 16b 组淋巴结转移

a. CT 检查显示胰头后方肿大淋巴结（第 13 组）（箭头）；b. CT 所示在左肾静脉水平下左主动脉旁区两个中央坏死的肿大淋巴结

浸润,无法区别炎性增生还是转移增大的淋巴结。MDCT 也存在同样的问题[11]。

四、M 分期

对于初诊为胃癌的患者,远处实质器官转移并不常见。但是,能够发现远处转移对于制定治疗方案十分重要。肝是胃癌转移最常见的器官,因为胃静脉主要回流至门静脉[1,12](图 4-3)。其他的器官还包括肺、肾上腺和骨[13]。

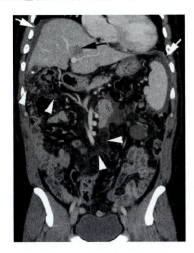

图 4-3 肝和腹膜转移

门静脉期 CT 扫描显示在肝左叶低密度转移结节(黑色箭头),网膜和肠系膜上多灶性小软组织结节(如白色箭头),也可见腹水

腹膜转移是非常不利的预后因素(图 4-3),说明患者已经到了无法治愈的程度。术前明确是否腹膜转移对于确定治疗方案非常重要。外科医生可以判定是否进行姑息性手术,可以避免开关手术。但是,CT 无法显示是否存在腹膜转移[14]。因此,对于肿瘤较大、怀疑腹膜转移的患者,尽管 CT 没有明确判断腹膜转移,也应进行腹腔镜探查[15]。

五、术前胃周血管评估

腹腔镜手术要求比开放手术更清楚地了解胃周血管解剖情况。术前充分了解胃左、胃右、胃网膜血管情况,有助于更好地进行腹腔镜手术[16-18](图 4-4)。术中应仔细识别胃周血管,清扫淋巴结前应先夹闭血管,避免出血而影响术野[19]。为从血管根部夹闭血管,有必要术前行 3D CTA 检查[16,18,20]。Lee 等报道术前进行 3D CT 检查患者腹腔镜手术过程中平均手术时间、失血量、出血导致的中转开腹比例较低[6]。

六、结论

MDCT 技术发展可提高胃癌分期的精确性。此外,术前 3D CTA 能够清楚显示胃周围血管解剖情况,有助于减少手术并发症。

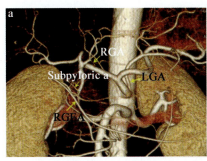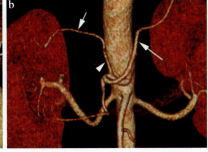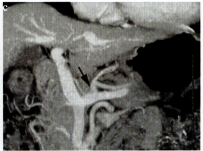

图 4-4 术前 3D CTA 显示胃周血管解剖

a. 3D CTA 图像显示肝固有动脉缺如,胃左动脉从肝左动脉发出;清楚显示正常胃左动脉和胃网膜右动脉;RGA:胃右动脉;LGA:胃左动脉;RGEA:胃网膜动脉。b. 3D CT 图像显示胃左动脉发出的副肝动脉(白色箭头)。c. 注射最大量造影剂后显示胃左静脉进入脾静脉

● 参考文献 ●

[1] Gore RM.Gastric cancer.Clinical and pathologic features.Radiol Clin North Am,1997,35:295-310

[2] Kim JP.Surgical results in gastric cancer.Semin Surg Oncol,1998,17:132-138

[3] Roukos DH. Current status and future perspectives in gastric cancer management. Cancer Treat Rev, 2000,26:243-255

[4] AJCC. Cancer staging handbook, 7th edn. Springer, Philadelphia,2010

[5] Lim JS, Yun MJ, Kim MJ, et al. CT and PET in stomach cancer:preoperative staging and monitoring of response to therapy. Radiographics,2006,26:143-156

[6] Lee IJ, Lee JM, Kim SH, et al. Diagnostic performance of 64-channel multidetector CT in the evaluation of gastric cancer:differentiation of mucosal cancer(T1a)from submucosal involvement(T1b and T2). Radiology,2010,255:805-814

[7] Kim YH, Lee KH, Park SH, et al. Staging of T3 and T4 gastric carcinoma with multidetector CT:added value of multiplanar reformations for prediction of adjacent organ invasion. Radiology, 2009, 250: 767-775

[8] Ba-Ssalamah A, Prokop M, Uffmann M, et al. Dedicated multidetector CT of the stomach:spectrum of diseases. Radiographics,2003,23:625-644

[9] D'Elia F, Zingarelli A, Palli D, et al. Hydro-dynamic CT preoperative staging of gastric cancer:correlation with pathological findings—a prospective study of 107 cases. Eur Radiol,2000,10:1877-1885

[10] Fukuya T, Honda H, Hayashi T, et al. Lymph-node metastases:efficacy for detection with helical CT in patients with gastric cancer. Radiology, 1995, 197:705-711

[11] Kim AY, Kim HJ, Ha HK. Gastric cancer by multidetector row CT:preoperative staging. Abdom Imaging,2005,30:465-472

[12] Miller FH, Kochman ML, Talamonti MS, et al. Gastriccancer:radiologic staging. Radiol Clin North Am, 1997,35:331-349

[13] Disaia PCW. Clinical gynecologic oncology,5th edn. Mosby, St. Louis,1997

[14] Walkey MM, Friedman AC, Sohotra P, et al. CT manifestations of peritoneal carcinomatosis. AJR Am J Roentgenol,1988,150:1035-1041

[15] Kim SJ, Kim H-H, Kim YH, et al. Peritoneal metastasis:detection with 16-or 64-detector row CT in patients undergoing surgery for gastric cancer. Radiology,2009,253:407-415

[16] Takiguchi S, Sekimoto M, Fujiwara Y, et al. Laparoscopic lymph node dissection for gastric cancer with intraoperative navigation using three-dimensional angio computed tomography images reconstructed as laparoscopic view. Surg Endosc,2004,18:106-110

[17] Matsuki M, Kani H, Tatsugami F, et al. Preoperative assessment of vascular anatomy around the stomach by 3D imaging using MDCT before laparoscopy-assisted gastrectomy. AJR Am J Roentgenol, 2004, 183:145-151

[18] Lee SW, Shinohara H, Matsuki M, et al. Preoperative simulation of vascular anatomy by three-dimensional computed tomography imaging in laparoscopic gastric cancer surgery. J Am Coll Surg, 2003,197:927-936

[19] Uyama I, Sugioka A, Fujita J, et al. Completely laparoscopic extraperigastric lymph node dissection for gastric malignancies located in the middle or lower third of the stomach. Gastric Cancer, 1999, 2:186-190

[20] Matsuki M, Tanikake M, Kani H, et al. Dual-phase 3D CT angiography during a single breath-hold using 16-MDCT:assessment of vascular anatomy before laparoscopic gastrectomy. AJR Am J Roentgenol,2006,186:1079-1085

第5章

腹腔镜胃癌切除手术适应证

Hitoshi Katai, Joon-Seok Lim

一、引言

1994 年 Kitano 等报道了首例腹腔镜辅助胃癌切除手术（LAG）[1]。1999 年完成第一例腹腔镜辅助全胃癌切除联合 D2 淋巴结清扫手术[2]。尽管腹腔镜技术对于特定肿瘤是否适当还存在争议，但 LAG 仍然引起了胃癌外科医生的关注，此种手术病例数逐渐增多。由于东西方国家在胃癌患病率方面存在区别，因此对于腹腔镜胃癌手术适应证存在不同之处。

二、东方国家 LAG 适应证

日本早期胃癌占所有胃癌病人中的比例已经超过 50%[3]，而韩国大约是 50%[4]。早期胃癌的高发率需要个体化治疗方法，同时外科医生开始关注到患者术后生活质量[5]。鉴于东方国家早期胃癌患病率高，东方国家外科医生更容易选择微创手术，积累了大量 LAG 治疗经验[1,2,6]。

手术技巧和内镜设备的进步为有经验的腹腔镜外科医生提供操作基础，使得他们能够进行标准的腹腔镜辅助远端胃癌切除（LADG）并进行胰腺上缘淋巴结清扫。不可否认的是腹腔镜下淋巴结清扫仍待完善。在日本和韩国，LADG 适应证主要限于 I 期胃癌，尤其是早期 I 期胃癌[4,7]。鲜有外科医生扩大适应证至进展期胃癌，而且多数医生认为 LADG 不能用于 II 期或进展期胃癌。

日本腹腔镜胃癌切除手术全国性调查结果显示，应用腹腔镜技术治疗胃癌的患者数量显著增加，但是这些患者中大部分为 cT1N0（IA 期）、cT1N1（IB 期）和 cT2N0（IB 期）[7]。虽然 LAG 病例数逐渐增加，且此种手术方式提高了患者生活质量，但日本胃癌指南（第 2 版）仍然将 LAG 列为研究性治疗，只能适用于 I 期胃癌[5]。在第 3 版中，由于没有前瞻性研究证实 LAG 的益处，因此仍然将 LAG 列为研究性治疗。

三、LAG 适用于 I 期胃癌的明确医学证据

韩国腹腔镜胃肠外科研究协会（KLASS）和日本临床肿瘤学协会（JCOG）开展了多中心研究从而确立了 LAG 高级别医学证据。研究入组条件是 LAG 只适应于 I 期肿瘤。

（一）KLASS 研究

KLASS 开展了 LADG 对比开腹远端胃癌切除手术的多中心、前瞻性、随机对照研究。入组患者均为 I 期胃癌患者。主要终点是 5 年总体生存率[8]。为评估此项研究安全性，对 179 例 LADG 和 161 例 ODG 患者进行了中期分析。两组并发症发生率与死亡率没有差异。2010 年入组 1400 例患者，最终结果值得期待。

(二)JCOG 研究

2007 年 11 月至 2008 年 9 月 JCOG 对 I 期胃癌 LADG 联合淋巴结清扫安全性进行了多中心 II 期研究(JCOG0703)[9],共入组 176 例患者。以吻合口瘘或胰瘘作为主要观察终点,结果证实了 LADG 的安全性。拟证实 LADG 总体生存率不次于开腹胃癌切除手术的 III 期研究(JCOG0912)正在进行中,结果值得期待。

(三)完成学习曲线的重要性

以上两个研究肯定了 LADG 的安全性。他们强调的是在进行 LADG 手术前需要更多的训练以得到足够多的手术技巧,同时对于术者应有严格要求,以降低并发症发生率[10]。JCOG 要求至少完成 30 例 LADG 和 ODG 手术的外科医生才能参与此项研究[10]。

在 KLASS 研究中,参加者必须完成至少 50 例 LADGs 和 50 例 ODGs 手术,且每年至少完成超过 80 台胃癌手术的外科医生。其他研究发现在完成 50 例腹腔镜胃癌手术后,手术时间会有明显缩短[11,12]。

四、外科医生对患者的选择

JCOG0703 研究中,体重指数 (BMI) $\geq$ 25kg/m^2 的患者为 15.3%[10],而日本腹腔镜手术研究协会召集 16 个中心参加的回顾性大样本多中心研究中的比例为 14.9%[13]。东京国家肿瘤中心医院体重指数 (BMI) $\geq$ 25kg/m^2 比例为 24.0%,高于以上 2 个研究所报道的比例[14]。这些数据说明即使是资历较高的外科医生也会倾向于不太肥胖的患者。

然而,韩国中多心回顾性研究则报道了 1485 例 LAG 患者 BMI $\geq$ 25kg/m^2 比例为 29.1%(432 例)。这说明某些国家腹腔镜手术对于是否选择肥胖患者并不重要[15]。

五、腹腔镜全胃切除和近端胃癌切除手术适应证

1999 年 Azagra 等首次报道了腹腔镜辅助全胃切除手术(LTG)[16]。而 Uyama 等完成了首例腹腔镜全胃切除联合 D2 淋巴结清扫手术[2]。腹腔镜辅助近端胃癌切除胃食管吻合术则是由 Uyama[17] 和 Kitano[18] 报道的。

如前所述,近年来外科医生腹腔镜远端胃癌切除术的精湛外科技术足以完成大规模临床研究。不过,LTG 需要进行食管空肠吻合术,技术要求更高。目前尚缺乏 LTG 安全性和有效性方面的报道[19]。虽然与 LADG 相比,LTG 的数量比较少,但 LTG 和 LPG 手术量正逐年增加[7]。

手术技术和腔镜下吻合仪器的发展逐渐解决了腹腔镜消化道重建的问题。虽然尚未确定最佳消化道重建方法,但各种改良术式已经被广泛应用。Matsui 等[20] 和 Kim 等[21] 报道了线型切割闭合器行侧侧吻合的成功病例。许多外科医生习惯于手工荷包缝合进行环形吻合,这是一种简单而经典的方法。经口插入 OrVil (OrVil™;Covidien,Mansfield,MA,USA) 进行食管空肠吻合也已经开始应用于临床[22]。

六、腹腔镜技术对于非早期胃癌患者的适应证

从安全性和有效性方面来看,腹腔镜胃癌切除手术治疗早期胃癌可以取代开腹手术,联合 D1 + 胰腺上缘淋巴结清扫就已足够。根据日本胃癌协会(JGCA)的标准,对于非早期胃癌行腹腔镜手术联合 D2 淋巴结清扫的可靠性仍然存在争议。近年来,经良好训练的外科医生已能进行腹腔镜 D2 手术,日本胃癌指南将 T2N0(I 期)患者应用 LAG 进行手术列为探索性研究[5]。

对于非早期胃癌尤其是穿透浆膜层和(或)肉眼淋巴结阳性的胃癌,仍然有很多问题需要解决。腹腔镜下胃巨大肿瘤切除是非常困难的,而且必须避免穿透浆膜层肿瘤造成腹腔播散种植。对于穿透浆膜层的胃癌患者,囊外切除法是如今常用的方法,但是,此种术式即使对于一些大师级别的胃癌外科医生来说也是一项较难的技术。JCOC1001 研究已经证实了囊外切除手术的生存优势。LAG 过程中,应用超声刀和止血器械可能会破坏存在癌细胞转移的淋巴结,在游离过程中造成癌细胞播散。

在 2010 年,日本腹腔镜手术研究协会(JLSSG)发起了一项随机对照试验以评价非早期胃癌患者 LAG 不劣于开放胃癌切除手术(JLSSG0901)。主要观察终点如下:II 期,吻合口瘘或胰瘘发生率;III 期,无复发生存率。非早期胃

癌 LAG 应由专家级外科医生执行,术者应是经日本内镜手术协会(JSES)认可的外科医生。对于非早期胃癌患者行 LAG 手术时需要考虑肿瘤浸润深度,例如黏膜固有肌层、浆膜下层或没有侵犯其他器官的病灶。这项随机对照研究包含了胃周和胰腺上缘淋巴结转移的患者,其他器官有转移的患者除外。此外,研究中还包括能通过远端胃癌切除术治疗的病灶位于胃体和胃窦的肿瘤患者。

七、西方国家腹腔镜胃癌手术适应证

如 Hottenrott 等[23]所述,西方国家胃癌患者行 LAG 之前外科医生有必要回答两个重要问题:第一,在美国和欧洲,腹腔镜胃癌 D2 手术可行性和有效性如何? 第二,如今的腹腔镜技术对于 II 期或 III 期进展期胃癌的肿瘤学安全性如何?虽然针对这些问题还未得到答案,但西方专家建议在未来几年 LAG 将会成为美国或欧洲治疗胃癌的一种选择。

西方国家腹腔镜胃癌手术的发展比结肠癌缓慢,原因在于早期胃癌患病率较东方国家低。从学习曲线上看,这种现状使外科医生得到的练习机会相对减少。

如今,西方国家对于早期和非早期胃癌应用腹腔镜技术开始变得更为广泛[16,24,25]。胃癌 LAG 开始于欧洲,并扩展至美国和其他国家。

西方国家早期胃癌发病率低,因此腹腔镜胃癌手术适应证涵盖了所有分期的胃癌。Pugliese 等分析了 70 例早期和非早期胃癌患者,结果显示 LAG(胃癌部分切除术)是可行的和安全的,长期结果和 5 年生存率是可接受的[26]。Huscher 等开展了唯一一个前瞻性随机研究,报道了相同分期的胃癌患者腹腔镜辅助胃部分切除手术与开放手术对比的 5 年随访结果,证实了腹腔镜技术是安全的和可行的[24]。

Strong 等报道了一个病例对照研究[27]。连续 30 例腹腔镜胃癌部分切除与 30 例开放手术患者进行比较。结果显示腹腔镜手术在肿瘤学切除原则上有等同的切缘阴性率和足够的淋巴结切除,说明了对于早期和非早期胃癌,腹腔镜技术是可行的。与开放手术相比,短期内具有同等的无疾病复发生存。

西方国家胃癌患病率低,很难开展大样本前瞻性研究。尽管缺乏 LAG 安全性和肿瘤学可行性研究结果,但腹腔镜手术仍逐渐被各协会视为早期与非早期胃癌的一种手术选择方式。

○ 参考文献 ○

[1] Kitano S,Iso Y,Moriyama M,et al. Laparoscopy-assisted Billroth I gastrectomy.Surg Laparosc Endosc,1994,4:146-148

[2] Uyama I,Sugioka A,Fujita J,et al.Laparoscopic total gastrectomy with distal pancreatosplenectomy and D2 lymphadenectomy for advanced gastric cancer.Gastric Cancer,1999,4:230-234

[3] Kakizoe T,Yamaguchi N,Mitsuhashi F,et al.Cancer statistics in Japan 2001.Foundation for Promotion of Cancer Research,Tokyo,2001:46-49

[4] Yang HK.Laparoscopic gastric surgery in Asia.Asian J Endosc Surg,2008,1:11-14

[5] Nakajima T.Gastric cancer treatment guidelines in Japan.Gastric Cancer,2002,5:1-5

[6] Ohgami M,Otani Y,Furukawa T.Curative laparoscopic surgery for early gastric cancer:eight years experience.Nippon Geka Gakkai Zasshi,2000,101:

539-545

[7] Etoh T,Shiraishi N,Kitano S.Current trends of laparoscopic gastrectomy for gastric cancer in Japan.Asian J Endosc Surg,2009,2:18-21

[8] Kim HH,Hyung WJ,Cho GS,et al. Morbidity and mortality of laparoscopic gastrectomy versus open gastrectomy for gastric cancer:an interim report—a phase III multicenter,prospective,randomized Trial(KLASS Trial).Ann Surg,2010,251:417-420

[9] Kurokawa Y,Katai H,Fukuda H,et al.Phase II study of laparoscopy-assisted distal gastrectomy with nodal dissection for clinical stage I gastric cancer:Japan Clinical Oncology Group Study JCOG0703.Jpn J Clin Oncol,2008,38:501-503

[10] Katai H,Sasako M,Fukuda H,et al.Safety and feasibility of laparoscopy-assisted distal gastrectomy with suprapancreatic nodal dissection for clinical

stage Ⅰ gastric cancer:a multi-center phase Ⅱ trial (JCOG 0703).Gastric Cancer,2010,13:238-244

[11] Kim MC,Jung GJ,Kim HH.Learning curve of laparoscopyassisted distal gastrectomy with systemic lymphadenectomy for early gastric cancer. World J Gastroenterol,2005,11:7508-7511

[12] Fujiwara M,Kodera Y,Miura S,et al.Laparoscopy-assisted distal gastrectomy with systemic lymph node dissection:a phase Ⅱ study following the learning curve.J Surg Oncol,2005,91:26-32

[13] Kitano S,Shiraishi N,Uyama I,et al.A multicenter study on oncologic outcome of laparoscopic gastrectomy for early cancer in Japan.Ann Surg,2007,245:68-72

[14] Kubo M,Sano T,Fukagawa T,et al.Increasing body mass index in Japanese patients with gastric cancer. Gastric Cancer,2005,8:39-41

[15] Lee HJ,Kim HH,Kim MC,et al. The impact of a high body mass index on laparoscopy assisted gastrectomy for gastric cancer.Surg Endosc,2009,23:2473-2479

[16] Azagra JS,Goergen M,De Simone P,et al.Minimally invasive surgery for gastric cancer. Surg Endosc,1999,13:351-357

[17] Uyama I,Ogiwara H,Takahara T.Laparoscopic and minilaparotomy proximal gastrectomy and esophagogastrostomy:technique and case report.Surg Laparosc Endosc,1995,5:487-491

[18] Kitano S,Adachi Y,Shiraishi N,et al.Laparoscopic-assisted proximal gastrectomy for early gastric carcinomas.Surg Today,1999,29:389-391

[19] Shinohara T,Kanaya S,Taniguchi K,et al.Laparoscopic total gastrectomy with D2 lymph node dissection for gastric cancer.Arch Surg,2009,144:1138-1142

[20] Matsui H,Uyama I,Sugioka A,et al.Linear stapling forms improved anastomoses during esophagojejunostomy after a total gastrectomy.Am J Surg,2002,184:58-60

[21] Kim JJ,Song KY,Chin HM,et al. Totally laparoscopic gastrectomy with various types of intracorporeal anastomosis using laparoscopic linear staplers:preliminary experience.Surg Endosc,2008,22:436-442

[22] Jeong O,Park YK. intracorporeal circular stapling esophagojejunostomy using the transorally inserted anvil（OrVil）after laparoscopic total gastrectomy. Surg Endosc,2009,23:2624-2630

[23] Hottenrott C,Hanisch E,Ziogas D. Totally laparoscopic gastrectomy:a reality for USA and Europe? Ann Surg Oncol,2009,16:2665-2666;author reply 2667

[24] Huscher CG,Mingoli A,Sgarzini G,et al.Laparoscopic versus open subtotal gastrectomy for distal gastric cancer:fiveyear results of a randomized prospective trial.Ann Surg,2005,241:232-237

[25] Varela JE,Hiyashi M,Nguyen T,et al. Comparison of laparoscopic and open gastrectomy for gastric cancer.Am J Surg,2006,192:837-842

[26] Pugliese R,Maggioni D,Sansonna F,et al.Subtotal gastrectomy with D2 dissection by minimally invasive surgery for distal adenocarcinoma of the stomach:results and 5-year survival.Surg Endosc,2010,24:2594-2602

[27] Strong VE,Devaud N,Allen PJ.Laparoscopic versus open subtotal gastrectomy for adenocarcinoma:a case-control study. Ann Surg Oncol,2009,16:1507-1513

第三部分

如何根据外科解剖规划手术区域

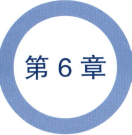

第 6 章

胃大弯侧处理

Sang-Il Lee，Young Don Min，Tsuyoshi Etoh

一、解剖

胃形似袋子，连接食管和十二指肠。胃部手术范围包括胃食管结合部、胃和十二指肠球部。"外科胃"包括贲门口和幽门管[1]。

胃大弯侧主要韧带有：胃结肠韧带、脾胃韧带和胃膈韧带。胃结肠韧带从胃大弯发出，向下通过结肠前连接网膜，形似"围裙"。胃网膜左右血管形成胃网膜弓。胃脾韧带连接胃大网膜和脾，内含胃短血管。胃膈韧带穿行于贲门、胃底和膈之间，下部包含几支胃短血管，但上部不含无血管的。

二、动脉

胃大弯主要血供来源是胃左动脉和胃右动脉。胃网膜右动脉由胃十二指肠动脉发出。胃网膜左动脉从脾动脉发出。胃十二指肠动脉发自肝总动脉或肝固有动脉，也可发自肠系膜上动脉。肝总动脉和脾动脉源自腹腔干。胃网膜左和右动脉形成胃网膜弓，为胃和大网膜供血。

脾动脉或胃网膜左动脉发出5～7支胃短动脉。有时膈下动脉（4%～56%）发出食管支或贲门支。胃十二指肠动脉幽门下分支为十二指肠球部供血。

三、静脉

胃静脉与动脉伴行。胃大弯有胃网膜右静脉、胃网膜左静脉和胃短静脉。胃网膜右静脉回流至肠系膜上静脉，胃网膜左静脉回流至脾静并注入脾脏，以上静脉都汇入门静脉。

四、淋巴回流

胃的淋巴回流平行于静脉[2]。远端胃大网膜侧淋巴回流至胃网膜右血管根部的淋巴管。近端胃大网膜侧淋巴一般回流至脾门。胃大弯淋巴结回流至腹腔干淋巴结和胸导管，与胃大网膜相关的淋巴结组有第2、4sa、4sb、4d、6、10、14v、14a、15组淋巴结。

五、如何确定手术范围（术者、助手）

患者全麻下处于平卧位或头高脚低位。术者、助手和扶镜手可位于患者右侧、左侧或两腿中间。屏幕位于患者头部。

通常第一个 Trocar 位于脐缘下方。建立气腹后，分别于右上、右侧、左上和左侧腹部放置4个 Trocar[3]。通过 12mm Trocar 可以插入不同口径的操作器械和纱布。无论术者站在患者左侧或右侧，必须将 Trocar 放于相应位置（图6-1）。术者通常站在右侧开始手术。如须处理十二指肠侧时，术者可站在患者左侧。

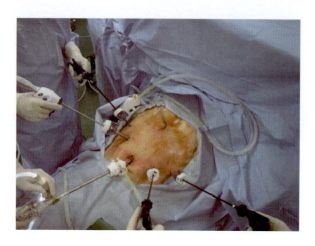

图 6-1　腹腔镜胃癌切除手术 Trocar 位置

六、如何牵拉肝

胃大弯的手术,可以不用牵开肝,将镰状韧带悬吊并固定于前腹壁,可有效地防止阻挡术野,为应用各种腹腔镜器械应用创造更大的操作空间(图 6-2)。

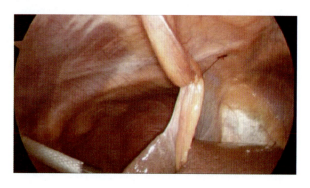

图 6-2　悬吊镰状韧带,牵开肝

七、如何应用腹腔镜器械

术者和助手术中均应使用双手操作器械。术者应用超声刀或其他凝血器械进行分离、切除和使用闭合器闭合,另一只手持无创抓钳。助手通常每只手分别持有无创抓钳或组织钳协助术者。手术过程中必须避免直接钳夹肿瘤。

八、操作步骤

(一)网膜切除和右侧分离

首先于大网膜中点开始行网膜切除术。距离胃网膜弓 3～4cm 处离断胃结肠韧带(图 6-3),将大网膜向脾下极切除,此处离断胃网膜左血管和胃短血管第 1 支,清扫第 4d 组和 4sb 组淋巴结

(图 6-4)。助手抓住胃体前壁,向前方或头侧牵拉。打开胃结肠韧带后,助手抓住胃体后壁并把它牵向头侧或十二指肠侧。如需全网膜切除时,助手将围裙状的网膜拉向头侧,以便于术者将网膜与横结肠完全分离。

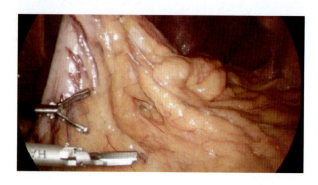

图 6-3　距离胃网膜弓 3～4cm 处进行网膜切除

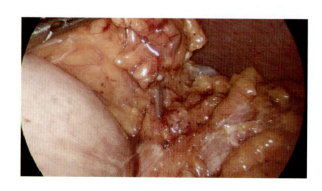

图 6-4　在脾下极离断胃网膜左血管,清扫第 4sb 组淋巴结

腹腔镜胃部分切除时,术者用超声刀或 LigaSure 分离胃大弯,离断血管和神经,至预定切除范围界线(图 6-5)。腹腔镜全胃切除时,需游离至胃脾和胃膈韧带,夹闭胃短血管,解剖脾门,清扫第 10 组淋巴结。由于胃底与脾上极距离较近,术中需要注意操作手法以防损伤脾。使用超声刀或 LigaSure 可避免以上问题。

(二)向胰头和十二指肠游离

助手抓住胃窦后壁并牵向头侧/脾侧。术者打开横结肠韧带向右侧游离至胰头和十二指肠球部。

(三)幽门下区脂肪组织切除

助手将胃网膜右血管垂直地牵向胰体部。另一只手可将结肠系膜牵向尾侧,此种手法能够更

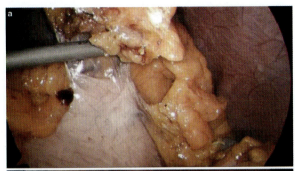

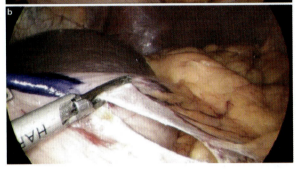

图 6-5 （a）剥离胃大弯网膜 （b）胃大弯侧血管用超声刀止血

好地显露术野。这一过程必须十分小心，牵拉太紧容易损伤血管。术者确认前上方的胰十二指肠静脉后，并于根部夹闭切断胃网膜右静脉，清扫第6组和第14v组淋巴结。胰头显露后向头侧解剖，找到胃网膜右动脉根部夹闭后切断。切断幽

门下分支以显露十二指肠球部。解剖十二指肠后壁和胰腺前面以充分显露胃十二指肠动脉起始部，用纱布压住进行幽门上区操作。部分游离胰腺上界以便于幽门上区操作。助手将抓钳放于十二指肠下部，并将它拉向前方暴露术野。

九、不足之处（常见并发症）

（一）脾损伤

脾上极和下极是特别容易损伤的区域。牵拉太紧可损伤脾。适当地粘连松解和恰当力度牵拉可以避免损伤。通常，纱布按压便可轻易止血。

（二）结肠系膜、肠系膜上动脉和肠系膜上静脉损伤

网膜切除过程中可能损伤结肠系膜，可通过腹腔镜下缝合予以解决。结肠系膜血管损伤可能带来严重的并发症。因此，十分重要的是确认结肠系膜血管防止其损伤。术中充分显露出血管上、下端可避免这些问题。

（三）结肠损伤

用超声刀或电凝器械游离大网膜时可能不经意地造成横结肠热损伤，肥胖患者尤为明显。因此在网膜切除前应明确胃和结肠精确解剖位置，合理地应用超声刀可以避免结肠损伤。如果怀疑有浆膜部分损伤，需要加强缝合。

参考文献

[1] Skandalakis JE. Stomach. In：Surgical anatomy：the embryologic and anatomic basis of modern surgery, vol 2. Paschalidis Medical Publications，Athens, Greece，2004，691-788

[2] Townsend CM Jr. Stomach. In：Sabiston textbook of surgery：the biological basis of modern surgical practice，18th edn. Elsevier，Philadelphia，PA，USA, 2008：1223-1277

[3] Lee SI，Choi YS，Park DJ. et al. Comparative study of laparoscopy-assisted and open distal gastrectomy. J Am Coll Surg，2006，202：874-880

第7章

胃小弯侧处理

Shuji Takiguchi, Yuichiro Doki, Young Don Min

一、解剖
(一) 血管

胃左动脉发自腹腔动脉,分成上支和下支,走行于胃前、后壁。为清扫第3组淋巴结,术者需熟悉其解剖走行。约20％的胃癌患者胃左动脉发出副肝动脉[1],它通常穿过肝胃韧带流向肝左叶。此血管提供大部分或所有肝左叶的血供。因此,术中应保留此血管,以防止形成肝脓肿(图7-1)[2]。

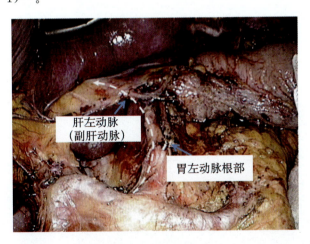

图7-1 大约20％胃癌患者胃左动脉发出副肝动脉
通常副肝动脉穿过肝胃韧带进入肝左叶,提供肝左叶大部分或全部血供。应避免损伤,以防止形成肝脓肿

图中标注：
肝左动脉(副肝动脉)
胃左动脉根部

(二) 迷走神经

迷走神经前后两支沿食管腹段走行。前支迷走神经分成肝支和胃前支(Latajet神经)(图7-2a,b)。有时离断迷走神经肝支后会导致胆石症。用超声刀离断肝胃韧带时,须小心避免肝损伤。迷走神经后支走行于食管后面并穿过胃胰韧带(图7-2c,d)。此神经分成腹腔支和胃后支。胃后支与胃左动脉神经丛衔接并走行于胃壁。腹腔支连接于腹腔神经节(图7-3),在一些保留功能胃癌切除手术中需保护此神经,如保留幽门胃癌切除手术[3-5]。文献报道过腹腔镜胃癌切除手术过程中保留腹腔支,这主要得益于腹腔镜放大的视野[6]。尽管它的功能作用不很清楚,但一些研究表明它具有可支配内脏的功能[7-9]。

二、如何确定手术范围(术者、助手)

腹腔镜手术过程中组织三角划分是一项必要的技术。为完成胃小弯侧全部淋巴结清扫,需要使用此项技术。助手持2把抓钳,术者持1把抓钳将组织牵成三角形。这种张力便于精确切开浆膜,并用第3把抓钳引导切除方向(图7-4a,b)。此后可以看到胃小弯血管,并轻轻剥离。沿着胃壁用超声刀切断血管。清扫胃小弯第3组淋巴结时,一定要沿准确的层面走行。如果在胃小弯和胃壁之间找到疏松间隙,来源于胃壁的血管便易

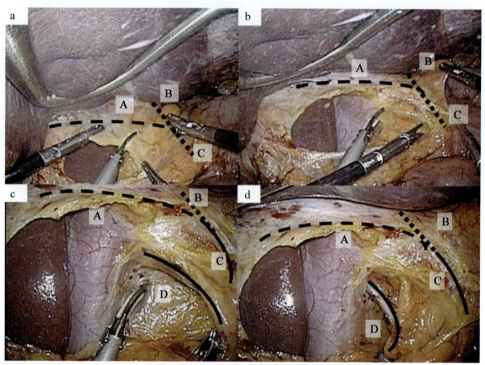

图 7-2 腹腔镜远端胃癌切除术时显露迷走神经前后支

迷走神经前支（B）分成肝支（A）和胃前支（C，Latajet 神经）（a，b）。

迷走神经后支（D）沿着食管后壁走行并穿过胃胰韧带（c，d）

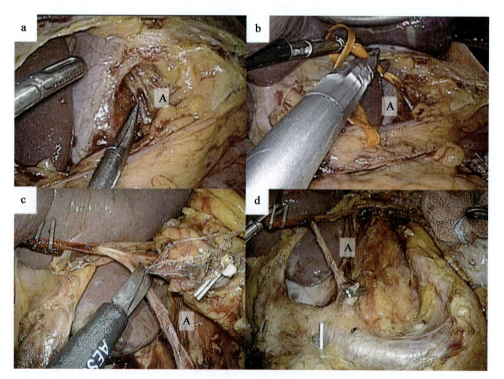

图 7-3 a. 迷走神经后支（A）沿食管后壁走行并穿过胃胰韧带；b. 游离迷走神经后支并提起；c. 胃后支与胃左动脉神经丛连接并进入胃壁；d. 迷走神经（A）的腹腔支与腹腔神经节连接

保留功能胃癌手术如保留幽门胃癌切除术和近端胃癌切除术应保护这些神经

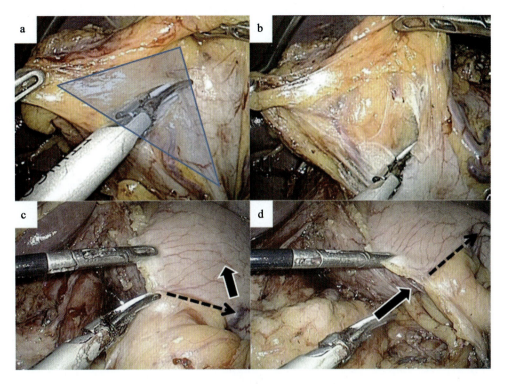

图 7-4 腹腔镜手术中组织三角划分是一项必要的技术方法

用 3 把抓钳进行组织三角划分,助手 2 把术者 1 把抓钳。该张力可确保精确切开浆膜,并用第 3 个抓钳沿引导方向切开(a,b)。如果助手抓钳无法满足手术要求,术者或助手应牵开胃,提供最佳切除角度(c,d)

于钝性分离。为了寻找此间隙,须剪开覆盖在胃小弯与胃壁的浆膜,插入分离钳探查疏松间隙。如果助手的抓钳找不到恰当的解剖角度,术者或助手可以将胃牵开,以获得比较满意的解剖角度(图 7-4c,d)。

三、如何进行肝牵拉

腹腔镜胃癌切除手术过程中,肝左叶的牵拉是十分重要的。将肝叶牵开后,能够确保有足够的空间进行腹腔镜胃癌切除和淋巴结清扫。肝牵引有几种方法。一般于剑突周围插入扇形举肝器,也可以用齿镊作为肝牵开器来扩大操作空间,此种方法简单,可用于 Nissen 胃底折叠术或胃失弛缓手术。但对于肝左叶较大的患者(如脂肪肝)是无效的。我们常用 Nathanson 肝牵开器来扩大肝左叶下方的空间。最初,这种牵开器适用于减肥手术。可以通过 6mm 的腹部辅助口进腹

而无需使用 Trocar(图 7-5a,b)。将牵开器固定于手术台,可以根据术者需要改变角度,确保手术操作空间(图 7-5c,d)。有些患者术后 1 或 2d 出现天冬胺酸转氨酶和丙氨酸氨基转氨酶水平升高>100U/ml。一些外科医生报道也可用潘洛斯(Penrose)引流管轻轻悬吊肝(图 7-6)[10,11]。

四、不足之处(常发并发症)

手术过程中如果操作不仔细可能会造成肝损伤。一旦发生肝出血,首先要控制出血。较小的出血点可以电凝止血。如果电凝无效或肝撕裂面较深,可以用止血材料直接压迫止血。通常,95%的出血可通过直接压迫所控制,对于微小动脉出血至少需要按压 5min。术者必须小心操作避免食管和胃损伤。如果发现穿孔或部分损伤时,必须用腹腔镜缝合技术加以修补。

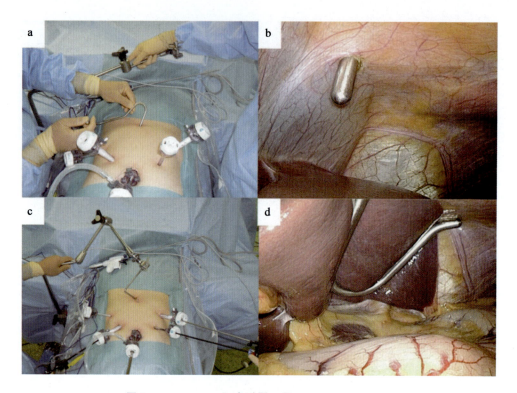

图 7-5 Nathanson 肝牵引器显露肝左叶下操作空间

Nathanson 肝牵引器通过 6mm 辅助切口进入腹腔（a，b）

牵引器可以固定于手术台上，通过改变角度为手术区域创造有效空间（c，d）

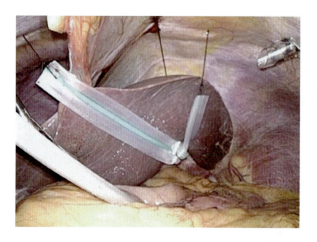

图 7-6 用 Penrose 引流管轻轻悬挂肝为胃小弯操作创造手术空间

○ 参考文献 ○

［1］ Lurie AS.the significance of the variant left accessory hepatic artery in surgery for proximal gastric cancer.Arch Surg,1987,122:725-728

［2］ Okano S,Sawai K,Taniguchi H,et al.Aberrant left

hepatic artery arising from the left gastric artery and liver function after radical gastrectomy for gastric cancer.World J Surg,1993,17:70-73

［3］ Hiki N,Shimoyama S,Yamaguchi H,et al.Laparoscopyassisted pylorus-preserving gastrectomy with quality controlled lymph node dissection in gastric cancer operation.J Am Coll Surg,2006,203:162-169

[4] Jiang X,Hiki N,Nunobe S,et al.Long-term outcome and survival with laparoscopy-assisted pylorus-preserving gastrectomy for early gastric cancer. Surg Endosc,2011,25:1182-1186

[5] Sakuramoto S,Yamashita K,Kikuchi S,et al.Clinical experience of laparoscopy-assisted proximal gastrectomy with Toupetlike partial fundoplication in early gastric cancer for preventing reflux esophagitis. J Am Coll Surg,2009,209:344-351

[6] Sakuramoto S,Kikuchi S,Kuroyama S,et al.Laparoscopyassisted distal gastrectomy for early gastric cancer:experience with 111 consecutive patients. Surg Endosc,2006,20:55-60

[7] Ando H,Mochiki E,Ohno T,et al.Effect of distal subtotal gastrectomy with preservation of the celiac branch of the vagus nerve to gastrointestinal function:an experimental study in conscious dogs. Ann Surg,2008,247:976-986

[8] Kinami S,Miwa K,Sato T,et al.Section of the vagal celiac branch in man reduces glucagon-stimulated insulin release.J Auton Nerv Syst,1997,64:44-48

[9] Yamada H,Kojima K,Inokuchi M,et al. Efficacy of celiac branch preservation in Roux-en-Y reconstruction after laparoscopyassisted distal gastrectomy. Surgery,2011,149:22-28

[10] Shinohara T,Kanaya S,Yoshimura F,et al.A protective technique for retraction of the liver during laparoscopic gastrectomy for gastric adenocarcinoma:using a Penrose drain.J Gastrointest Surg,2011, 15(6):1043-1048

[11] Sakaguchi Y,Ikeda O,Toh Y,et al.New technique for the retraction of the liver in laparoscopic gastrectomy.Surg Endosc,2008,22:2532-2534

第 8 章

胃腹膜后间隙处理

SungSoo Park, Jeong Hwan Yook, Michio Kaminishi, Hirokazu Yamaguchi

一、引言

胃小网膜囊是胃后潜在的间隙。从胰腺前面到脾覆盖有腹膜。腹腔镜胃癌切除时,两个标志性皱襞十分重要。胃胰皱襞一般被肝左叶覆盖,内含从腹膜后间隙到胃小弯的胃左动脉。此皱襞下约一横指处是胰十二指肠皱襞,内含从腹膜后间隙到肝十二指肠韧带走行肝动脉。该皱襞藏于镰状韧带和肝右叶内段。

将肝向上牵开后,可以有更好的术野去处理胃后间隙。应用扇形或者蛇形肝牵开器,容易操作(图 8-1),但需要在剑突下额外辅助一个 5mm 或 10mm Trocar,可能存在损伤肝的风险。现在,许多新的技术方法可以解决以上问题[1-3]。

二、操作技术

使用直针缝合牵拉技术是显露肝十二指肠韧带、肝胃韧带和食管裂孔比较好的方法(图 8-2)[1]。用 5cm 长的直针带线从剑突左侧进入腹腔后向患者左侧走行。用抓钳握住直针拉进腹腔,然后距离肝左叶外段缘 1cm 环绕镰状韧带一周,于剑突附近、靠近腹前壁右缘穿过。为防止线造成肝撕裂,可在肝与线之间放置纱布,然后拉出线的两端并打结。

其他新方法如使用潘洛斯(Penrose)引流管

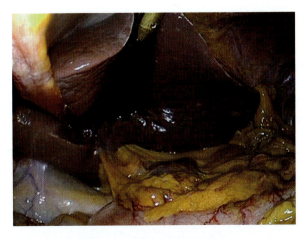

图 8-1 用扇状举肝器牵开肝

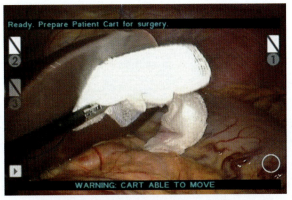

图 8-2 机器人胃癌切除手术前用直针缝合牵拉技术将肝举起
肝和线之间放置纱布预防肝损伤

和一个 J 形牵开器（Endo Retract Maxi；U.S.Surgical，Norwalk，CT，USA）。牵开镰状韧带和肝左叶是有效而充分的方法（图 8-3），可充分显露肝十二指肠韧带、小网膜和胃食管结合部。牵开肝后，横断十二指肠，助手将胃远端牵向左侧，通过小网膜囊，可完成肝固有动脉至胃左动脉区域的淋巴结清扫，充分显露腹腔干及其分支。助手右手抓钳夹住胃左血管根部并向上提起，可协助术者确认切除平面（图 8-4）。

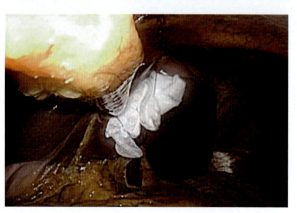

图 8-3　用 Penrose 引流管将肝牵开

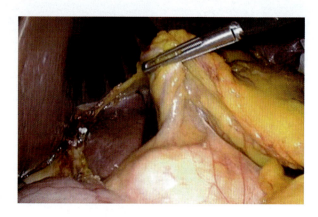

图 8-4　抓住胃左血管根部，助手向上提起

● 参考文献 ●

［1］ Lee JH，Ryu KW，Doh YW，et al.Liver lift：a simple suture technique for liver retraction during laparoscopic gastric surgery.J Surg Oncol，2007，95：83-85

［2］ Sakaguchi Y，Ikeda O，Toh Y，et al.new technique for the retraction of the liver in laparoscopic gastrectomy.Surg Endosc，2008，22：2532-2534

［3］ Shabbir A，Lee JH，Lee MS，et al.Combined suture retraction of the falciform ligament and the left lobe of the liver during laparoscopic total gastrectomy.Surg Endosc，2010，24：3237-3240

第9章

胃上部区域处理

Shinya Tanimura, Naoki Hiki, Jeong Hwan Yook, Sungo Park

一、解剖

胃上部区域重要组织和器官包括肝、食管腹部、脾、胰腺、横结肠和膈。需要识别的韧带有胃肝韧带（小网膜）、胃胰韧带、脾胃韧带、胃膈韧带和胃结肠韧带（大网膜）（图 9-1）。胃上部主要动脉有腹腔动脉、胃左动脉、脾动脉、左膈下动脉、胃后动脉、胃网膜左动脉和胃短动脉。重要静脉有胃左静脉（冠状静脉）、胃网膜左静脉、胃短静脉和脾静脉。腹腔镜胃癌切除术时应特别考虑到脾动脉周围分支的变异（图 9-2）。

二、如何确定手术范围（术者、助手）

腹腔镜胃癌切除术中确定手术范围通常需要3 把腹腔镜抓钳：术者左手 1 把、助手持 2 把。术者右手持切割器械，如腹腔镜电凝刀（LCS）和（或）血管闭合器械（VSS）。因此，为确保良好手术视野，助手须用 2 把抓钳适当对抗牵拉。

三、如何牵开肝

牵开肝的办法有多种。通常我们会用腹腔镜抓钳夹住着膈肌脚或潘洛斯引流管（Penrose）以牵开肝（图 9-3，图 9-4）。

四、如何使用器械

进行胃网膜血管周围切除网膜或胰腺上缘淋巴结清扫时，我们通常使用 LCS 或 VSS。电凝装置的"软凝血"功能能够起到良好止血、最小程度损伤组织的作用。

五、步骤

（一）网膜囊的处理

我们通常使用 LCS 或 VSS 在距胃网膜血管约 3cm 切断网膜。为了使操作简易、可靠，术者用 1 把抓钳，助手用 2 把抓钳确定操作平面（图 9-5a）。

（二）胃网膜左动脉和静脉的处理

助手右手夹住胃网膜左血管根部并牵向左上方，术者和助手左手抓钳夹着网膜尾部任意两点。游离胰尾周围，找到胃网膜左动脉和静脉根部离断，清扫第 4sa 淋巴结和脾下极第 4sb 组淋巴结（图 9-5b）。

（三）胃脾和胃膈韧带的处理

如屏幕所示，将胃牵向左侧后，应用 VSS 或 LCS 小心离断胃脾韧带（图 9-5c）。然后切断胃膈韧带以显露食管腹段前面。

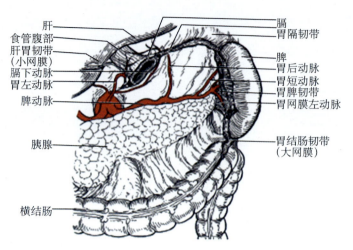

图 9-1　胃上部区域操作时重要的器官和动脉

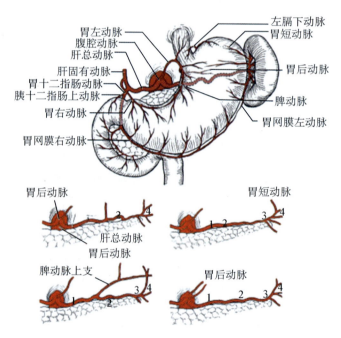

图 9-2　胃周主要动脉和脾动脉周围变异分支

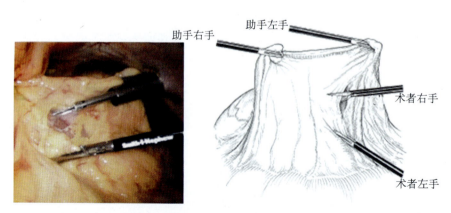

图 9-3　助手用抓钳做对抗牵引，术野良好

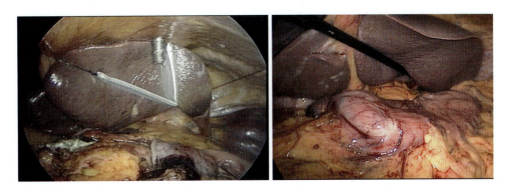

图 9-4　肝牵开技术

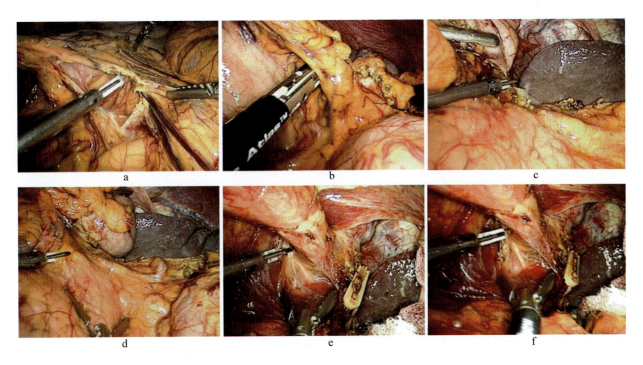

图 9-5

a. 网膜囊处理；b. 胃网膜左动脉和静脉处理；c. 胃脾和胃膈韧带处理；d. 切除胰腺上缘组织；e. 显露食管裂孔左侧缘；f. 食管腹段迷走神经胃后支离断

（四）胰腺上缘组织切除

切除胰腺上缘组织时，助手右手应夹住胃左动脉根部垂直提起，左手轻轻将胰腺压向背侧/尾侧（图 9-5d）。此种方法有助于创造出良好的术野，确保安全清扫腹腔动脉、肝总动脉和脾动脉近端（第 8a、9、11p 淋巴结）和胃左动脉、静脉分支（第 7 组淋巴结）周围淋巴结。显露出食管裂孔左侧后可以将第 9 组淋巴结完全切除（图 9-5e）。

（五）小网膜和迷走神经的处理

切断小网膜，保留食管右侧迷走神经肝支。沿食管腹段周围分离迷走神经胃后支（图 9-5f），沿肝支与幽门支结合部远侧分离胃前支。

六、不足之处（常见并发症）

应用 LCS 或 VSS 可能造成器官损伤。此外，胰腺上缘淋巴结清扫时操作粗糙可引起胰腺术后并发症。

第四部分

腹腔镜胃癌切除手术基本技术和器械

第 10 章

患者和术者位置，Trocar放置

Young-Woo Kim, Seong Yeop Ryu, Yugo Nagai

一、引言

并非所有的外科医生认为外科操作应该统一。模式腹腔镜手术实际操作的每个步骤都可以被录像存盘和分享，都有许多很好的理论和操作方法。本章中，我们将会讨论开展腹腔镜胃癌手术的各种方法和原则。术前准备工作对于手术的成功是十分关键的。

在摆放病人体位、安排手术人员和手术护士、连接腹腔镜仪器前，术者应考虑5个环节：①上腹部器官解剖；②手术目的（例如方法和手术范围）；③患者体型；④使用的器械；⑤助手与巡回护士水平。合理安排每个环节，为术者提供良好的术野和操作平台。但是应该优先考虑的是患者的安全性。对于术者、麻醉师和护士来说，手术室的条件也是不容忽视的。

5个环节简述如下：

1. 上腹部解剖 外科医生均应熟悉掌握解剖结构。事实上，我们经常会遇到解剖变异的情况。对于腹腔镜胃癌手术，最少应考虑2个解剖因素。第一，胃的大小和尺寸会有变异。第二，胰腺位置和高度。如果胰腺位置较高，而Trocar较低，则对胰腺上缘的处理就会十分困难。

2. 手术目的（方法和手术范围） 对于胃癌D2手术，应该进行肝十二指肠韧带和胰腺上缘淋巴结清扫。Trocar需比正常位置高。对于全胃切除术，术野应更开阔、更深。如果术者站在患者右侧，右侧Trocar的位置需要高些。如果使用Kocher手法，Trocar位置应低些。

3. 患者体型 患者体型是选择Trocar位置应该考虑的一个因素。对于肥胖、宽阔的腹部，Trocar应分布覆盖此区域。对于瘦小的患者，除非将Trocar放在更低的位置，否则网膜切除术和胰腺下缘淋巴结清扫会变得十分困难。

4. 腹腔镜器械的使用 与其他腹部手术不同，腹腔镜胃癌手术范围更宽更深，应该从各个角度都应到达手术区域。使用不同长度的腹腔镜器械是非常重要的，必须注意Trocar位置的选择确保覆盖整个术区。

5. 助手及护士的水平 训练有素的助手能够协助术者顺利完成手术。护士需站在右侧合适的位置，不致于阻挡术者移动，并能根据术者要求做到快速配合。

通常患者仰卧位，手臂放在身体两侧。有时候两腿分开，为摄影者留下空间。

二、典型的腹腔镜手术配置

患者仰卧位，手臂放于身体两侧。将患者调整为头高脚低倾斜10°或30°体位（图10-1）。这种体位时，手术人员安排如下：

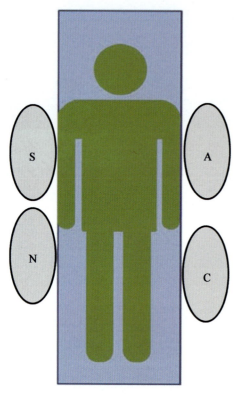

图 10-1　手术人员位置

S:术者;A:助手;C:摄影者;N:巡回护士

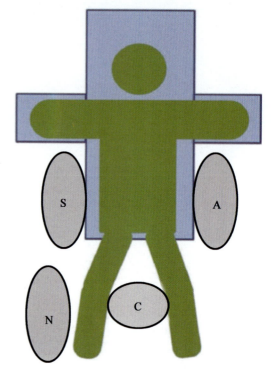

图 10-2　手术人员排位

S:术者;A:助手;C:摄影者;N:巡回护士

1. 术者站在患者右侧。

2. 第一助手站在术者对面。

3. 摄影者站在助手左边。

4. 巡回护士站在术者右边。

其他的选择如下(图 10-2):

1. 术者站在患者两腿中间。

2. 第一助手站在患者右侧。

3. 摄影者站在患者左侧。

4. 巡回护士站在后面,术者右边。

通常,如图 10-3 所示,腹腔镜胃癌切除术有 5 个 Trocar 已经足够,当然也可以增加额外 Trocar 以牵开肝。可以用各种不同的肝牵开器。也有些医生用特殊器械去牵开肝,这样无需额外 Trocar 和助手。也有报道应用缝线技术来牵开肝,但是会出现肝损伤和出血的风险。

有些外科医生比较喜欢矩形牵开器械,上腹部 Trocar 更高,这样比较容易用抓钳抓住胰腺上缘脂肪组织。但是,从力学角度存在一个不足之处,容易造成术者手术期间和术后感到肩膀酸痛。如今,越来越多的外科医生比较喜欢 Trocar V 形

排列,这样可以将抓钳送到任何区域。

腹腔镜手术优势众所周知,但是也会出现一些特有的并发症。10%～40%腹腔镜手术并发症是腹腔镜手术刚开始操作过程中发生的,尤其是放置第 1 个 Trocar 时[1]。虽然这样的损伤十分罕见(5/10000～3/1000)[2,3],但后果严重,死亡率为 3%。因此,在放置第 1 个 Trocar 时,建议使用直视技术。Hasson 技术(1971 年报道)是一种比较安全的放置 Trocar 的方法[4]。与经典的使用 Veress 针技术相比,Hasson 技术有两个主要优势:①腹部血管损伤较少发生[5];②尽管内脏损伤发生率相同,但能立即被发现和处理[6]。

Hasson 技术要求逐层切开腹壁各层至腹膜。直视下建立气腹,此 Trocar 可以位于脐上或脐下,气腹压为 10～12mmHg,患者头高脚低 10°～30°有助于显露术野。腹腔镜头经此 Trocar 置入。依据基本指南,腹腔镜头引导下放置其他 4 个直径为 5～12mm Trocar(图 10-3)。

所有的 Trocar 间距至少一手之宽,以避免腹腔镜器械之间相互干扰。

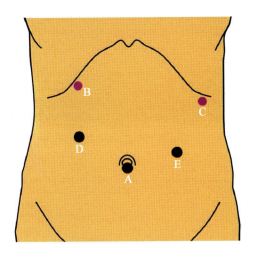

图 10-3 Trocar 位置

A:12mm,脐部

B:5mm,肋缘下右锁骨中线

C:5mm,肋缘下左腋窝中线

D:12mm,脐上 2～3cm 右锁骨中线

E:12mm,脐部左锁骨中线

　　放置其他 Trocar 时,同样存在损伤的风险。放置第 1 个 Trocar 后,应进行全腹腔探查以排除由穿刺引起的并发症。所以穿刺放置 Trocar 时必须仔细操作并遵守 Trocar 放置的基本原则。

◯ 参考文献 ◯

[1] Hashizume M,Sugimachi K.Needle and Trocar injury during laparoscopic surgery in Japan.Surg Endosc,1997,11:1198-1201

[2] Chandler JG,Corson SL,Way LW.Three spectra of laparoscopic entry access injuries.J Am Coll Surg,2001,192:478-490

[3] Champault G,Cazacu F,Taffinder N.serious Trocar accidents in laparoscopic surgery:a French survey of 103,852 operations.Surg Laparosc Endosc,1996,6:367-370

[4] Bonjer HJ,Hazebroek EJ,Kazemier G,et al.Open versus closed establishment of pneumoperitoneum in laparoscopic surgery.Br J Surg,1997,84:599-602

[5] Catarci M,Carlini M,Gentileschi P,et al.major and minor injuries during the creation of pneumoperitoneum:a multicenter study on 12,919 cases.Surg Endosc,2001,15:566-569

[6] String A,Berber E,Foroutani A et al Use of the optical access Trocar for safe and rapid entry in various laparoscopic procedures.Surg Endosc,2001,15:570-573

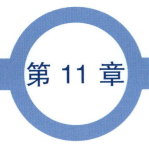

第 11 章

超声刀和血管闭合器械

Minoru Matsuda, Tadatoshi Takayama, Young-Woo Kim, eong Yeop Ryu

一、引言

超声波凝固切割装置(超声刀,USAD)发展和应用于 20 世纪 90 年代初[1],这是腔镜外科手术发展过程中一座里程碑。随着 USAD 技术的发展,特别是它在凝血和增强止血方面的作用,使得腔镜外科手术有了巨大的进步。近来,人们又发明出一种被称为血管闭合器(VSD)的装置用于止血。

为了能够利用这些器械成功地完成手术,外科医生应充分了解每一种器械原理、重要性和特性。这一章,我们将介绍 USAD 和 VSD 在腹腔镜胃癌切除术中重要性、特性和工作原理。

二、USAD(超声刀)

(一)工作原理和特性

超声刀由声波发生器和手柄组成。发生器将电能传送至手柄后,手柄中的换能器将产生 47kHz 或者 55.5kHz 的超声波振动,产生摩擦能量,引起组织蛋白变性。组织蛋白变性凝固导致血管腔闭合。这样,切割闭合过程中就会少出血。

最近,美国强生公司的 Harmonic ACE™ (Ethicon Endo-Surgery,Cincinnati,OH,USA),日本奥林巴斯公司的 SonoSurg® (Olympus MedicalSystems,Tokyo,Japan)、美国柯惠公司的 AutoSoix™ (Covidien,Mansfield,MA,USA)都已投入市场,这些器械的工作原理基本类似。

(二)血管闭合能力

超声刀不仅能够凝固和切断柔软组织,同样可以切断血管,甚至应用于切断直径<3mm 的动脉。据 Kanehira 等报道的一项研究中,Sono-Surg® 切割猪血管时平均可产生 1000mmHg 的爆发压力[2],这些数据说明超声刀具有很强的止血能力。超声刀刀片快速震荡切断钳夹的组织。近年来,超声刀的技术不断发展,钳夹能力显著增强,止血效果更佳。报道称,HarmonicACE™ 和 SonoSurg® 在切断直径 4~5mm 的动脉时都可以产生>900mmHg 的爆发压力[3]。

(三)与超声刀有关的问题

超声刀会产生一种被称为"气泡效应"的特别现象。"气泡效应"是因为高速震荡的刀片对组织施加压力,将组织内部水分吸出。在减压周期中,水泡形成导致了冲击波的产生;在压力周期中,冲击波又被释放出来。这种"气泡效应"容易造成意外的组织损伤,应用时需要特殊注意。近来,随着 SonoSurgX® (图 11-1)的发展、改良、刀头结构的改进使得"空穴效应"减少。

在使用超声刀时,超声波的振动可以导致气雾产生。气雾会在腹腔镜头和术野积聚,干

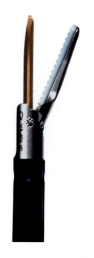

图 11-1 SonoSurg X® 刀锋

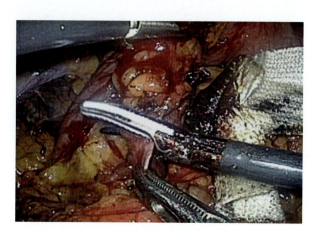

图 11-2 切断胃网膜右静脉
游离预切除组织后启动

扰手术视野。腹腔镜手术中，镜头与超声刀头保持一定的距离可以避免或者减少气雾。而且，SonoSurgX® 和 Harmonic ACE™ 通过连接自动吸引装置，可以避免气雾形成。常规使用中，超声刀头应该保持清洁，避免凝固物在刀头聚集。当超声刀头靠近或者接触夹子、钉仓或者金属物时要特别小心，刀头工作面可能会因此而损坏。

（四）超声刀使用方法

超声刀使用者必须掌握其操作步骤，程序如下：

1. SonoSurg® 是一种刀头较尖、不能随意处理的仪器。使用它可以完成剥离操作，但应避免使用超声刀进行精细游离。

2. 术者必须用工作臂和非工作臂牢固地抓紧组织，然后启动超声刀（图 11-2）。

3. 使用超声刀期间，术者不能给工作臂施加张力。原则上，超声刀不能移动，如果工作臂被提起的同时激发超声刀，可能造成凝固不完全，导致意外出血。

4. 如果进行组织切除时工作臂的尖端无法固定，则将非工作臂将插入组织间隙，将工作臂轻轻放置在非工作臂然后激发超声刀（图 11-3）。

5. 当较薄的组织需要止血时（比如静脉），在离断前，应优先使用双倍封闭技术。在这种情况下，术者应避免使用超声刀的 MAX 档。

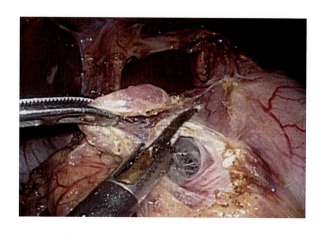

图 11-3 用超声刀清扫第 1 组淋巴结
当不能确定刀尖位置时，把刀尖推开组织然后启动

三、血管闭合器械

（一）工作原理和特点

常规单极电刀切断组织时（高温烧灼组织），切断部位将形成凝块，从而完成止血。而 VSD 输出功率＜180Vp，瞬间释放完成。因此，被切断的组织温度不会升高，但是血管壁会形成瘢痕完成止血。组织电阻取决于电流和电压，约几百至几千次/秒，可以根据需要自动调节。这是此种器械本身最主要的特性，术者无需掌握操作此种器械技术就可以直接应用。代表性的器械有：LigaSure、EnSeal 和 BiClamp。由于单独电流无法切断组织，像 BiClamp® 这种器械不可能靠它本身去切断组织。LigaSure 和 EnSeal 这两种器械具

有内置切割装置,离断组织时,LigaSure™同时具备凝固和切割的功能,而 EnSeal® 具有切割和闭合的功能。

(二)血管闭合能力

VSD 血管闭合能力要强于超声刀。闭合血管直径分别为 VSD 7mm 而超声刀为 3～5mm。Person 等对猪血管研究发现:EnSeal® 爆发压力为 678mmHg,LigaSure™ V 为 380mmHg,LigaSure Atlas™为 489mmHg[4]。EnSeal® 爆发压力明显高于其他设备。另一项研究发现 LigaSure™爆发压力要高于 EnSeal®[5]。随着 VSD 的应用,腹腔镜胃癌切除术中可能无需用夹子夹闭包括胃左动脉在内的动脉。

(三)与 VSD 有关的问题

VSD 也是一种电刀,同样存在周围组织热传导的问题。VSD 的热损耗远低于常规单极电刀。尽管如此,术者要意识到热传导造成周围组织损伤的可能性,并谨慎对待此问题。原因在于腹腔镜手术中,很难确定手术部位周围组织温度上升的程度。一项研究利用猪肠系膜组织测定 LigaSure™和 Harmonic ACE™操作时所释放的热量,研究结果显示 Harmonic ACE™使组织温度升高 172.9℃,LigaSure™升高 96.4℃[5]。同超声刀相比,使用 VSD 产生的热量更小。使用 LigaSure™ V 和 EnSeal® 时,距被离断的组织 2mm 处的温度≤60℃[6]。基于以上考虑,保持 VSD 尖端距离邻近组织至少 2mm 可有效地避免热损伤。

同样需要注意的是,电极末端存在残留组织。如果电极被凝固的组织腐蚀,电阻将会发生改变,闭合过程需要时间也将改变。为避免这种情况发生,必须保持电极清洁。

VSD 闭合血管时,需要有一定的组织厚度。闭合切断较薄的组织(例如静脉)时,由于组织厚度不够,而无法形成足够的瘢痕,无法起到很好的止血效果,容易造成意外出血。和常规器械相比,LigaSure™和 EnSeal® 内凝固组织对电极的腐蚀较轻,离断组织需要的时间更短,可以有效地避免过多的出血。

(四)VSD 使用方法

1. 使用 LigaSure™时,钳夹组织后启用电凝,结束后组织将被离断。

2. 闭合期间钳夹的组织不能有张力。

3. 使用 VSD 时,钳夹的组织需要有一定的厚度。即使实际的组织厚度较薄,仪器尖端最高温度也不会超过 100℃[5]。尽管如此,由于无法避免热传导引起邻近组织热损伤,所以要求尖端距离邻近组织至少 2mm。

4. 当需要离断静脉时,同时夹闭邻近组织。

5. 电极表面必须保持清洁。

四、腹腔镜胃癌切除术过程中,USAD 和 VSD 哪个更好用

USAD 和 VSD 在切除过程中同时切断组织并完成止血。但是,二者特性、基本原理和构造有所不同。超声刀可以完成比较小的组织分离和切除,但会有"气泡效应"的特点,切断的极限是＜5mm 的血管。此外,操作者需要经过必要的训练才能学会如何使用。VSD 有很强的止血能力,可以闭合直径 7mm 的血管。使用前,外科医生无需接受培训。

腹腔镜胃癌切除过程中,可以用 VSD 切除网膜和主要血管。超声刀可以用于清扫第 6、7、8a、9、11p 组淋巴结。无论是超声刀还是 VSD,由术者自行决定,但在使用前,必须完全了解它们的特性和工作原理。

○ 参考文献 ○

[1] Amaral JF. Laparoscopic cholecystectomy in 200 consecutive patients using an ultrasonically activated scalpel.Surg Laparosc Endosc,1995,5;255-262

[2] Kanehira E,Omura K,Kinoshita T,et al. How secure are the arteries occluded by a newly developed ultrasonically activated device? Surg Endosc,1999,

13;340-342

[3] Clements RH,Palepu R.In vivo comparison of the coagulating capability of SonoSurg and Harmonic Ace on 4m and 5mm arteries.Surg Endosc,2007,21;2203-2206

[4] Person B,Vivas DA,Ruiz D,et al. Comparison of

four energy-based vascular sealing and cutting instruments: a porcine model. Surg Endosc, 2008, 22: 534-538

[5] Kim FJ, Chammas MF Jr, Gewehr E, et al. Temperature safety profile of laparoscopic devices: Harmonic ACE (ACE), Ligasure V (LV), and plasma trisector (PT). Surg Endosc, 2008, 22:1464-1469

[6] Lamberton GR, Hsi RS, Jin DH, et al. Prospective comparison of four laparoscopic vessel ligation devices. J Endourol, 2008, 22:2307-2313

第 12 章

直线和圆形吻合器的使用

Kyo Young Song, Young-Joon Lee, Norio Shiraishi

一、外科吻合器

1908 年，外科医生 Hungarian 和 Humer Hultl 首次发明了外科吻合器械。Hultl 的吻合器原型重达 8 磅（3.6kg），组装需要 2h。在过去 25 年里，可靠的、一次性外科器械的发展戏剧性地改变了外科手术操作步骤。应用先进的器械降低了技术性失误，即使是以往非常困难区域的吻合也变得容易多了。过去的 20 年中，微创外科的成功促进了小型吻合仪器的发展，并在临床工作中得到广泛应用。

与手工吻合相比，吻合器优势在于安全、污染机会减少、创伤小、减少了肠内容物的漏出。使用吻合器的经验和技术使得手术达到了一个更高层次，减少了术者体力消耗和重复性操作，节约手术时间。腹腔镜手术中，手术缝合时间冗长，而应用器械吻合则更快、更好。组织吻合的基本原则为：干净、无创分离、止血彻底、组织的条件和血供、无张力吻合。腹腔镜下吻合同样要遵循这样的原则。

开放或者腹腔镜手术中，主要使用三种类型的吻合器（表 12-1）。

二、直线闭合器

直线闭合器具有平行闭合臂，通常是双重交

表 12-1　吻合器类型

直线闭合器或横形闭合器（TA）
可闭合但不能分离组织
可闭合管状器官或血管的末端
直线切割器或胃肠吻合器（GIA）
可切割和闭合组织
可横切和闭合管状器官的末端
圆形吻合器，或 EEA 端端（EEA）吻合器
可横切吻合器线里的组织

错吻合，不含刀片（图 12-1a）。典型的直线闭合器具有双排钉子，含有可切断组织的刀片。它们被称为直线闭合器（图 12-1b）。

其他的类型还包括可弯曲或可折迭的直线闭合器（图 12-1c）。闭合器尖端可以弯曲，能够更好地避免闭合成角。切割组织后，断面通常留下三排交错的钛钉。腔内闭合器使用 B 形金属钉连接组织。一旦击发，闭合器两臂之间闭合组织，钉子被塑型为 B 形（图 12-2）。B 形钉两钉之间血流可以通过，所以闭合线和切割边缘的组织能够保留充足血供。

闭合端无法自行止血。当使用恰当高度的钉子时，闭合压力约 $8g/mm^2$，这样的压力既可自然止血又可防止肠液外漏。闭合端微小、短暂的渗漏可以被视为组织边缘血供良好。多排钉子可以提供更有效的组织闭合（图 12-3）。

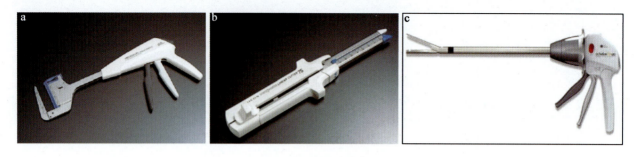

图 12-1 直线吻合器类型

a. 直线闭合器或 TA；b. 直线切割闭合器或 GIA；c. 分节直线切割闭合器

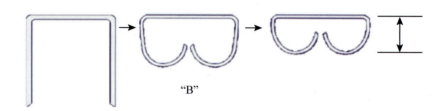

图 12-2 直线切割器钉的结构

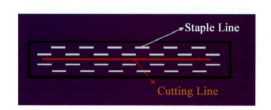

图 12-3 切割线间两条吻合线

为了吻合安全，钉子长度应与组织厚度相匹配。目前可用的长度为 35mm（蓝色）、25mm（白色），48mm（绿色）的钉子可应用于更厚的组织闭合（表 12-2）[1,2]。

表 12-2 不同钉高的直线闭合器特点

软骨类型	白色 ☐	蓝色 ■	绿色 ■
吻合器高度（mm）			
激发前	2.5	3.5	4.8
激发后	1.0	1.5	2.0
应用	血管	食管	直肠
	浅组织	肠	胃
	肝，胰腺	肺	气管

三、圆形吻合器

1966 年，Kalinina 和工程师们发明了一种圆

形吻合装置，可以用于胃肠道吻合，不过这一概念并没有得到广泛接受和临床应用。1977 年，出现了大量投入市场使用的圆形吻合器用于结直肠癌外科手术，可以避免永久性造瘘[3]。圆形吻合器主要用于食管、胃、直肠端端或端侧吻合。在腹腔镜胃癌切除术中，圆形吻合器主要用于全胃癌切除术后的食管空肠吻合[4-8]，但是，它们也被用于胃十二指肠吻合[6]和 Roux-en-Y 吻合[9]。圆形吻合器应用于体外吻合[10]，但是近来也用于体内吻合[7,8,11]。

圆形吻合器有不同类型，直径从 21～33mm 不等（图 12-4a），对应的腔内直径（12.4～24.5mm）（图 12-4b）。腹腔镜手术主要应用柯惠公司生产的端端吻合器（EEA）和爱惜康公司生产的弯头可拆卸吻合器。这两种吻合器材料相同：聚碳酸酯构成的中心杆，不锈钢刀和碳合金钉。EEA 系列包括两种规格钉高，3.5mm（闭合时钉高 1.5mm）和 4.8mm（闭合时钉高 2mm）。EEA 吻合器包括标准柄长和用于腹腔镜手术的加长型两种。近来，又发明了经口型抵针座 Orvil（图 12-5）。CDH 是钉高 5.5mm 的圆形吻合器，可以通过调整空隙设置使得闭合钉高 1.0～2.5mm。和其他吻合器一样，CDH 中心杆分为

标准柄长和用于腹腔镜手术的加长型内镜下圆形吻合器。腹腔镜手术中腔内吻合器的使用避免了气腹压降低，并通过密封杆消除光反射（图12-6）。

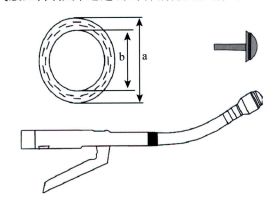

图 12-4　圆形吻合器是由吻合器头和中心杆组成
a. 直径大小；b. 管腔大小

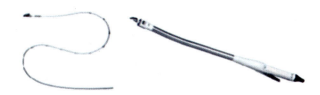

图 12-5　经口吻合器头和为腹腔镜而设的长中心杆

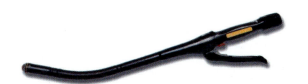

图 12-6　为腹腔镜而设计的长柄圆形吻合器

（一）圆形吻合器的选择

为了避免肠管损伤和吻合口狭窄，选择合适直径和钉高的圆形吻合器尤为重要。总体上，21号吻合器适用于肥胖症患者外科治疗，25～28号吻合器适用于食管空肠吻合术，28～33号吻合器

适用于胃十二指肠吻合术和胃空肠吻合术。荷包缝合后抵钉座和中心杆之间过多的组织会造成吻合失败，用内环锚定可更好地防止荷包缝合松动[11]。由于抵钉座通过口腔时会受到污染，经口插入型圆形吻合器可能会增加腹腔内感染。为了避免腹腔内感染，注意事项如下：手术前反复漱口、尽可能减少胃管和腹腔的接触、抵针座插入后腹腔冲洗[8]。

（二）吻合之前的步骤

使用圆形吻合器之前，第一步是荷包缝合。体外吻合时，要使用开腹器械如荷包钳。而体内荷包缝合的方法包括：内镜下缝线的应用[4,7]，经口抵针座插入[8,12]，经食管或经胃抵针座插入[5,9,13]，小型荷包钳[6]或者 ENDO-PSI[11]。第二步是插入中心杆。开放手术中，通常上腹正中切口以行体外吻合；而行体内吻合时，切口要选定在左中腹或者脐孔。第三步是固定结扎空肠残端。可以用线结或橡皮筋将小肠固定于中心杆[7,8]，或者在体外120°范围内标记空肠末端。空肠残端通常用直线切割闭合器闭合、切除。

（三）吻合器吻合经验及故障处理

为实现安全吻合和切除，每种吻合器有不同的推荐使用方法。为避免吻合时的损伤，使用两种吻合器时，建议术者在开始移除吻合器前不要移动中心杆或者重置安全锁。拔除 CDH 时，先逆时针旋转调节钮半圈或 3/4 圈，以双方向90°旋转（鱼尾状）拔出，轻柔地向后牵拉并同时旋转退出[14]。应用 EEA 装置时，一旦绿杆出现在"组织窗接近标识"内，就可以打开安全锁并激发吻合器。击发后，调节器逆时针旋转两圈（4 个半圈）。当操作者听到咔嚓声和触觉反馈后，就可以将 EEA 吻合器可拔除。由于 EEA 吻合器的抵针座带有倾斜的尖端，操作者无需每次拔出时都加以旋转[15]。

○ **参考文献** ○

[1] Soper NJ SL, Ebubanks WS. Mastery of endoscopic and laparoscopic surgery, 2nd edn Lippincott Williams & Wilkins, Philadelphia, 2005

[2] Clavien PA, Sarr MG, Fong Y. Atlas of upper gas-trointestinal and hepato-pancreato-biliary surgery. Springer, Berlin, Heidelberg, New York, 2007

[3] Steichen FM. Mechanical sutures in operations on the small & large intestine & rectum. In: Cine-Med,

Woodbury,CT,2004

[4] Tanimura S,Higashino M,Fukunaga Y,et al.Laparoscopic gastrectomy with regional lymph node dissection for upper gastric cancer.Br J Surg,2007.94:204-207

[5] Dulucq JL,Wintringer P,Perissat J,et al.Completely laparoscopic total and partial gastrectomy for benign and malignant diseases:a single institute's prospective analysis.J Am Coll Surg200:191-197

[6] Asao T,Hosouchi Y,Nakabayashi T,et al laparoscopically assisted total or distal gastrectomy with lymph node dissection for early gastric cancer.Br J Surg,2005,88:128-132

[7] Omori T,Nakajima K,Endo S,et al.Laparoscopically assisted total gastrectomy with jejunal pouch interposition.Surg Endosc,2006,20:1497-1500

[8] Jeong O,Park YK.intracorporeal circular stapling esophagoje junostomy using the transorally inserted anvil(OrVil)after laparoscopic total gastrectomy.Surg Endosc,2009,23:2624-2630

[9] Omori T,Oyama T,Akamatsu H,et al.a simple and safe method for gastrojejunostomy in laparoscopic distal gastrectomy using the hemidouble-stapling technique:efficient purse-string stapling technique.

Dig Surg,2009,26:441-445

[10] Usui S,Yoshida T,Ito K,et al.Laparoscopy-assisted total gastrectomy for early gastric cancer:comparison with conventional open total gastrectomy.Surg Laparosc Endosc Percutan Tech,2005 15:309-314

[11] Usui S,Nagai K,Hiranuma S,et al.Laparoscopy-assisted esophagoenteral anastomosis using endoscopic purse-string suture instrument"Endo-PSI(Ⅱ)"and circular stapler.Gastric Cancer,2008,11:233-237

[12] Hiki N,Fukunaga T,Yamaguchi T,et al.Laparoscopic esophagogastric circular stapled anastomosis:a modified technique to protect the esophagus.Gastric Cancer,2007,10:181-186

[13] Murr MM,Gallagher SF.Technical considerations for transabdominal loading of the circular stapler in laparoscopic Roux-en-Y gastric bypass.Am J Surg,2003,185:585-588

[14] Circular Stapler.Ethicon Endo-Surgery:DSL♯05-0770 ENDO0800,2005

[15] Steichen FM.Stapling techniques general surgery with auto suture instruments.Auto Suture Company,A Division of United States Surgical Corporation,Norwalk,CT,1989

第五部分

腹腔镜胃癌切除手术标准操作步骤

第 13 章

腹腔镜辅助胃局部切除手术
（病灶提起技术）

TsunehiroTakahashi, Yuko kitagawa, Young-Joon Lee, Kyo Young Song

一、引言

我们回顾性分析了 1964—1994 年 Keio 大学医学院接受了胃癌切除＋淋巴结清扫术的 473 例胃黏膜内癌患者病例资料。这些患者满足以下三个条件：① 孤立的黏膜内癌；② 带蒂病灶＜25mm；③ 无蒂病灶＜15mm、溃疡（－）[1,2]，由此认为出现淋巴结转移可能性很低。研究排除了病灶接近贲门或幽门的患者，以避免狭窄和畸形。如术中发现有粘连，就转为开放手术。随着近年来内镜下黏膜下切除术（ESD）的进步，将病灶直接提起切除手术相应减少。对于存在溃疡病灶的患者，很难完成 ESD。为了以最小的创伤达到治愈性切除目的，可对此类患者进行病灶提起行胃局部切除手术。最近的研究表明，对于内镜下切除后局部复发的胃癌患者，此种手术是一项非常有效的治疗方法[3]。

二、步骤

（一）术前准备

我们于术前 1 周内对患者进行内镜检查。通过色素内镜使用 0.2％亚甲蓝和内镜放大窄波成像技术（NBI）确定病变范围。我们通过超声内镜检查评估肿瘤侵犯深度，区别黏膜内癌还是黏膜下癌，并在病变边缘使用内镜下钛夹予以标记。

通过内镜活检提示癌细胞阴性，标记夹的位置得以确定。

（二）放置 Trocar

麻醉方式为全麻和硬膜外麻醉。取截石位，手臂固定于臂架。监护仪位于患者头部上方。使用 Hasson 技术于脐部放置第一个 Trocar，气腹压设定为 10mmHg。腹腔镜头进入后探查腹腔。上腹部放置其他 3 个 Trocar。两侧锁骨中线旁放置 2 个 12mm Trocar，右肋缘下方放置第 4 个 5mm Trocar（图 13-1）。将 Trocar 放置完成后，患者取头高脚低位。

（三）病灶提起

术前用内镜下钛夹标记后，术中可以用内镜定位肿瘤。我们使用电凝钩在浆膜层上沿着预切除线标记。使用超声刀将病灶周围阻断血管。我们通常使用 LigaSure Blunt Tip 5mm™（LF1537；Valleylab，Boulder，CO，USA）或者 Harmonic ACE™（ACE36J；Ethicon Endo-Surgery，Cincinnati，OH，USA）。对于胃前壁病变，并不阻断血管。如果病变位于小弯侧、大弯侧或胃后壁，则需要阻断血管。

用钳子夹住病变周围胃壁向前提向腹壁。使用病灶提起器械（MD-41230；Sumitomo Bakelite，Tokyo，Japan）（图 13-2）将癌性病变提起以确定病灶中心，保证切缘足够。用 12 号套管针自病变

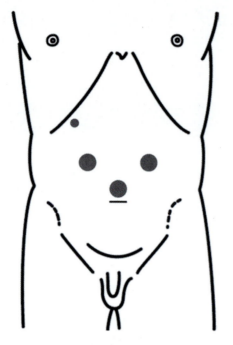

图 13-1 上腹部放置 4 个 Trocar

上方腹壁刺入,并继续刺入癌灶周围的胃壁(图13-3)。拔出针头,留置外套。将一个带有中央定位锋利导丝的小金属棒通过套管插入胃内,然后拔出套管。通过牵拉导丝,癌灶被金属棒固定,并与胃壁一同被提起(病灶提起技术)(图13-4)。这项技术可有效地防止黏膜滑动。

(四)楔形切除术

提起包括癌灶在内的胃壁后,我们使用腔镜切割闭合器(如 Endo GIA universal™或者 Endopath Stapler echelon™)完成楔形切除,切除线和癌灶间应有充足距离以保证切缘阴性。一般需要3~5个钉仓即可完成。标本被放入内镜下取物袋以避免 Trocar 孔种植。然后从脐孔将装有标本的取物袋拔出。通过腹腔镜确认闭合线止血良好,然后通过内镜确认消化道通畅无出血。完成手术前需要术中冷冻病理检查以确认切缘阴性。无需常规留置引流管。

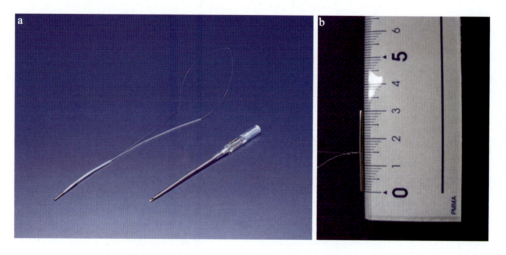

图 13-2 提起病灶的工具 (MD-41230;Sumitomo Bakelite,Tokyo,Japan)

三、结果

1992—2009 年,共有 75 例患者接受腹腔镜下病灶提起切除手术。1 例患者术后 2 年切缘处肿瘤复发。这例患者接受了开放胃癌切除＋淋巴结清扫术,此时病变仍局限于黏膜层内且无淋巴结受累(转移)。所有患者均生存,没有出现死亡病例。

四、不足之处

如果病灶靠近贲门或幽门,则增大了发生狭窄和畸形的风险。对于这些患者,提起病灶后,在切割闭合前,像一个支架一样将内镜插入贲门或幽门远端。而且,在闭合器击发前,内镜应该被拉向贲门或幽门近段,仔细检查闭合器以避免吻合后狭窄。

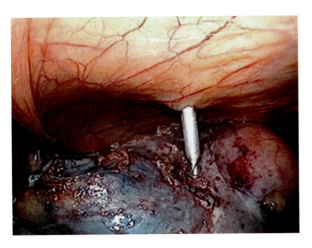

图 13-3　12 号套管针刺穿病灶上方腹壁，同时穿透了癌灶附近的胃壁

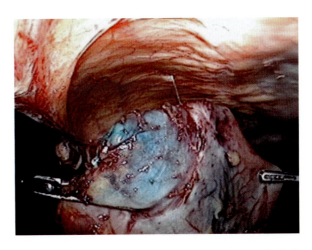

图 13-4　病灶被铁线拉起后，被金属杆固定并提起胃壁

五、未来目标

黑色素瘤、乳腺癌和胃肠肿瘤在内的很多其他恶性肿瘤的外科手术中，广泛应用了前哨淋巴结（SLN）活检方法[4-7]。前哨淋巴结的定义是：首先接受肿瘤淋巴引流的淋巴结，这些淋巴结被认为是最可能出现微小转移灶的部位。在转移性疾病中，如果前哨淋巴结是阴性的，则可避免标准的淋巴结清扫术。对这样的病例，可以行局限性胃癌切除术（比如部分切除或者局部切除）。我们先前报道了早期胃癌前哨淋巴结导航精确手术相关数据[8.9]。将来，在确保治愈目的的情况下，创伤较小的前哨淋巴结导航手术＋区域淋巴结清扫手术，将会作为个体化治疗方案推荐给早期胃癌患者。

参考文献

[1] Ohggami M, Kumai K, Otani Y, et al. Laparoscopic wedge resection of the stomach for early gastric cancer using a lesionlifting method. Dig Surg, 1994, 11:64-67

[2] Ohggami M, Otani Y, Kumai K, et al. Curative laparoscopic surgery for early gastric cancer: five years experience. World J Surg, 1999, 23:187-193

[3] Yano H, Kimura Y, Iwazawa T, et al. Laparoscopic management for local recurrence of early gastric cancer after endoscopic mucosal resection. Surg Endosc, 2005, 19:981-985

[4] Morton DL, Thompson JF, Essner R, et al. Multicenter Selective Lymphadenectomy Trial Group: validation of the accuracy of intraoperative lymphatic mapping and sentinel lymphadenectomy for early-stage melanoma—a multicenter trial. Ann Surg, 1999, 230:453-463

[5] Krag D, Weaver D, Ashikaga T, et al. The sentinel node in breast cancer: a multicenter validation study. N Engl J Med, 1998, 339:941-946

[6] Kitagawa Y, Fujii H, Mukai M, et al. The role of the sentinel lymph node in gastrointestinal cancer. Surg Clin North, 2000, Am80:1799-1809

[7] Takeuchi H, Fujii H, Ando N, et al. Validation study of radioguided sentinel lymph node navigation in esophageal cancer. AnnSurg, 2009, 249:757-763

[8] Kitagawa Y, Fujii H, Mukai M, et al. Radio-guided sentinel node detection for gastric cancer. Br J Surg, 2002, 89:604-608

[9] Kitagawa Y, Saikawa Y, Takeuchi H, et al. Sentinel node navigation in early stage gastric cancer: updated data and current status. Scand J Surg, 2006, 95:256-259

腹腔镜辅助远端胃癌切除手术

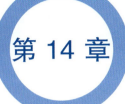

第 14 章

切除大网膜和游离胃网膜左血管
(第4ab和4d组淋巴结)

Jun Ho Lee, Chan-Young Kim, Yasuhiro Kodera, Michitaka Fujiwara

一、解剖

大网膜是形似围裙的腹膜皱襞,由双层腹膜皱襞组成。它由四层组成。前两层来自胃大弯和十二指肠第一部分,走行于小肠前面,有时可落至盆腔,然后返折后升至横结肠。它们环绕各个不同的结构,如小肠、横结肠和脾[1]。

大网膜左缘紧接胃脾韧带;其右缘延伸至十二指肠起始部。它起着抗菌、供血、减少肠粘连[2,3]的作用。

二、血管和淋巴引流

大网膜的血供主要来源于胃网膜左、右血管。胃网膜右动脉是胃十二指肠动脉的分支,它沿着胃大弯从右向左走行,于幽门处与胃相连,距胃大弯约一指宽。胃网膜左动脉是脾动脉最大分支,距胃大弯约一指宽左右。胃网膜左、右静脉与其同名动脉伴行。胃网膜右静脉流入胰十二指肠前上静脉,而胃网膜左静脉流入脾静脉。胃网膜左右血管沿着胃大弯在大网膜前两层汇合[4]。

胃的淋巴回流与脉管系统并列,此区域有两个淋巴结组;胃网膜左血管(第 4sb 淋巴结)和胃网膜右血管淋巴结(第 4d 组淋巴结)。

三、如何行网膜切除术和胃网膜左血管

建立气腹放置 Trocar 后,腹腔镜下显示大网膜覆盖小肠和横结肠前叶(图 14-1)。对于位于中下 1/3 的胃癌患者[5],腹腔镜辅助远端胃癌切除术(LADG)通常先从清扫大网膜淋巴结开始,包括第 4d 和 4sb 组淋巴结。

切除大网膜相对安全,罕有并发症出现。网膜切除包括网膜完整切除,也被称全网膜切除术。部分网膜切除术包括只切除部分网膜,留下与横结肠相连的网膜远端。对于已浸润浆膜层的进展期胃癌患者,由于可能存在显微镜下癌细胞浸润,应该进行全网膜切除手术[6]。全网膜切除手术并非能够改善早期胃癌生存率[7]。韩国和日本外科医生认为对于早期胃癌患者,网膜切除部分就是标准的手术方式[8,9]。

网膜部分切除手术要求距胃网膜血管 2～3cm 处分离,而不是从横结肠进行游离。大网膜切除操作简单、易于掌握。首先,应在大网膜上切开小口(图 14-2)。始点位于距离胃窦或胃体下部附近的胃网膜血管 2～3cm。为创造出更好的术野,助手需用抓钳提起并把胃窦或胃体前壁牵向患者右侧。向脾下极游离大网膜,清扫包括胃网膜左血管淋巴结(第 4sb 组淋巴结)。术者左手用抓钳提起近端网膜或胃大弯,助手用抓钳拉下拉

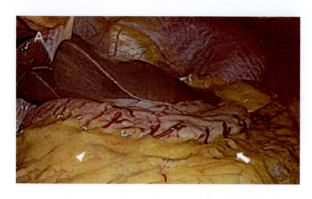

图 14-1 大网膜覆盖小肠和横结肠前方

白箭头-胃网膜右血管，白箭-胃网膜左血管

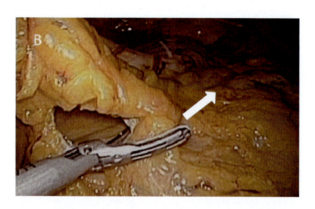

图 14-2 腹腔镜辅助远端胃癌切除术从切除大网膜开始

于胃窦或胃体下部距胃网膜血管 2～3cm 处切开，白箭头显示的是向脾下极游离

开远端网膜（对抗牵引）。当接近脾下极时，辨认出横结肠，以防止其损伤。为此，助手应提起结肠

脾区，让术者辨认脾结肠韧带后壁。此时，助手右手提起胃体后壁，为胰腺远端提供良好的术野，显露出胰尾。最后，于胰尾或脾下极间小心游离出胃网膜左血管根部。钝性分离可能会引起脾或脾囊周围血管撕裂而导致出血。用止血钳夹双重结扎胃网膜左血管。右侧的网膜切除术于第 15 章"胃网膜右血管的清扫"中详述。

对于进展期胃癌患者，应考虑进行全网膜切除术。全网膜切除术比部分网膜切除耗时更长。在大网膜后方与横结肠之间分离粘连时，需小心操作，避免损伤横结肠（图 14-3）。一助理应将覆盖在横结肠前面的网膜提起，游离接近结肠脾曲时，术者可辨认并切除脾结肠韧带后壁。网膜部分切除时用同样的方法分离胃网膜左血管。

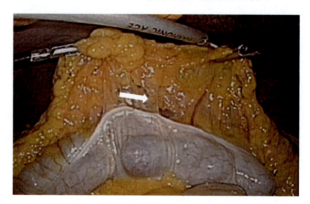

图 14-3 大网膜全切除比部分网膜切除术耗时更长，操作应小心避免损伤横结肠

白箭头显示的是切除点和方向

参考文献

[1] Dalley AF, Moore KL. clinically oriented anatomy. Lippincott Williams & Wilkins, Hagerstown, p 237

[2] Karabulut B, Sonmez K, Turkyilmaz Z, et al Omentum prevents intestinal adhesions to mesh graft in abdominal infections and serosal defects. Surg Endosc, 2006, 20: 978-982

[3] Platell C, Cooper D, Papadimitriou JM, et al. The omentum. World J Gastroenterol, 2000, 6: 169-176

[4] Moore KL, Agur AM. Essential clinical anatomy, 2nd edn. Lippincott, Philadelphia, 2002, 150

[5] Uyama I, Sugioka A, Fujita J, et al. Completely laparoscopic extraperigastric lymph node dissection for gastric malignancies located in the middle or lower third of the stomach. Gastric Cancer, 1999, 2: 186-190

[6] Hagiwara A, Sawai K, Sakakura C, et al. Complete omentectomy and extensive lymphadenectomy with gastrectomy improves the survival of gastric cancer patients with metastases in the adjacent peritoneum. Hepatogastroenterology, 1998, 45: 1922-1929

[7] Ha TK, An JY, Youn HG, et al. Omentum-preserving gastrectomy for early gastric cancer. World J Surg, 2008, 32: 1703-1708

[8] Kim MC, Kim KH, Kim HH. Comparison of lapa-

roscopyassisted by conventional open distal gastrectomy and extraperigastric lymph node dissection in early gastric cancer.J Surg Oncol,2005,91:90-94

[9] Yamada H,Kojima K,Inokuchi M,et al.Effect of obesity on technical feasibility and postoperative outcomes of laparoscopyassisted distal gastrectomy: comparison with open distal gastrectomy.J Gastrointest Surg,2008,12:997-1004

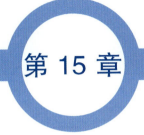

第 15 章

游离胃网膜右血管幽门下淋巴结（第6组淋巴结）

Tetsu Fukunaga，Jun Ho Lee，Chan-Young Kim

一、解剖

（一）淋巴系统

胃大弯右侧淋巴引流途径主要是沿胃网膜右血管走行，汇入幽门下淋巴结（NO.6）。在离开胃网膜右动脉前，此区域淋巴回流沿着胃网膜右静脉，汇入胰前淋巴，最后到达肠系膜上血管根部。

胃癌手术需要清扫幽门下淋巴结（第6组）和肠系膜上静脉淋巴结（第14v组）。沿肠系膜上静脉分布的淋巴结，尤其是胰腺下缘淋巴结、肠系膜上静脉右侧缘淋巴结和 Henle 胃结干，显示这些结果对于清扫第 14v 淋巴结是非常重要的。

（二）血管系统

多数情况下，胃网膜右静脉（RGEV）与结肠中静脉右支形成 Henle 胃结干后一起汇入肠系膜上静脉（SMV）。胰十二指肠上前静脉在胃网膜右静脉根部与其汇合。胰腺分支静脉走行于胃网膜右静脉背侧面，汇入肠系膜上静脉。在进行胃网膜右静脉游离时，尤其需要注意此静脉，防止出血。胃十二指肠动脉发出胃网膜右动脉（RGEA）和胰十二指肠上前动脉（ASPDA）。清扫第 6 组淋巴结时可以沿胰头先行确认胰十二指肠上前动脉。此处，需要注意的是确认胃十二指肠动脉通向胰腺的三个分支，避免将其误认为是胃网膜右动脉根部。

保留幽门胃癌切除手术时应保留幽门下动脉。大概 86% 患者幽门下动脉是发自胃十二指肠动脉，其余的发自胃网膜右动脉，通常发生在距离胃网膜右动脉根部 2cm 以内（图 15-1）。

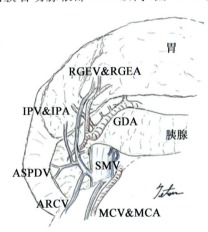

图 15-1　清扫幽门下淋巴结时应小心处理血管。垂直牵开胃，观察血管走行

二、如何到达幽门下淋巴结清扫区域

首先，先从左侧开始游离胃结肠韧带和横结肠系膜之间组织，并逐渐转向右侧，以显露十二指肠降部和胰头。显露胰十二指肠上前静脉以确定达到清扫幽门下淋巴结终点。其次，充分显露肠系膜上静脉、结肠中静脉、胃结干和胰十二指肠上前静脉后可以将第 14v 淋巴结完整切除。

最后，自胃网膜右静脉根部清扫第 6 组淋巴结清扫。此过程可以清楚显示胰头。离断胃网膜右动脉可以用外科夹或 Ligasure 夹闭后切断。

三、幽门下淋巴结清扫标记

（一）第 14v 淋巴结

上界：胰腺下缘；

右侧界：胃网膜右静脉和胰十二指肠上前静脉汇合点；

左侧界：肠系膜上静脉左缘；

下界：结肠中静脉。

（二）第 6 组淋巴结

上界：胃网膜右动脉至胃大弯侧第一个分支；

右侧界：胰腺下缘；

下界和左侧界：胰十二指肠上前静脉。

四、手术步骤

（一）体位

患者仰卧，小截石位。显示器放在患者头部（图 15-2）。

（二）Trocar 选择

建立气腹，气腹压为 10～12mmHg，从脐部进入 30°腹腔镜头。分别自左上、左下、右上、右下腹部分别置入 Trocar（5～12mm）（图 15-3）。

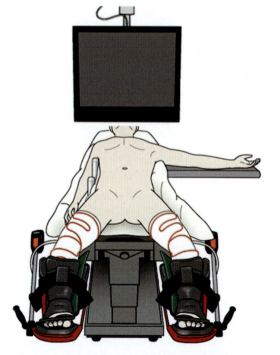

图 15-2 **患者小截石位，屏幕置于患者头部上方**

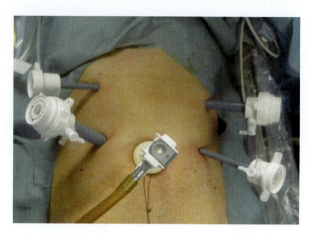

图 15-3 **Trocar 位置**

分别于左上腹、左肋、右上腹、右肋部插入 4 个 Trocar（每个为 5～12mm）

（三）幽门下淋巴结清扫

术者站在患者左侧，助手站在右侧，扶镜手位于患者两腿中间。在进行淋巴结清扫之前，最好将镰状韧带固定于腹壁，牵开肝，充分暴露术野（图 15-4）。

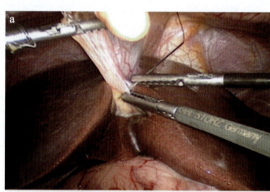

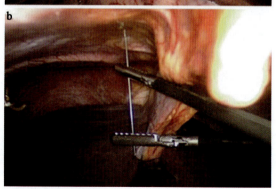

图 15-4 **淋巴结清扫前将镰状韧带固定在腹壁上以牵开肝**

助手位于患者右侧，用两把无创抓钳提起网膜。用超声刀切开胃结肠韧带，清扫第 4d 组淋巴结，这样可到达小网膜囊（图 15-5）。

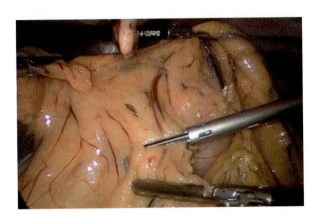

图 15-5 超声刀游离胃结肠韧带，清扫第 4d 组淋巴结

完全游离胃结肠韧带和横结肠系膜前叶，终点是十二指肠降段下部（图 15-6）。

游离胃结肠韧带后层和横结肠系膜后叶，充分显露胰头和胰十二指肠上前静脉（图 15-7）。此静脉是幽门下淋巴结清扫的终点（图 15-8）。

助手左手持无创抓钳垂直提起胃网膜右血管，右手持抓钳向下牵拉结肠中血管。这样可清楚显示肠系膜上静脉、结肠中静脉、胃结干和胰十二指肠上前静脉，完整清扫第 14v 淋巴结（图 15-9 和图 15-10）。

胃网膜右静脉根部应用钛夹夹闭、超声刀离断。继续向上游离（图 15-11，图 15-12，图 15-13）。清扫第 6 组淋巴结时，应小心操作，显露出胰头表面。

五、不足之处

清扫第 14v 淋巴结时，应注意 1～2 支肠系膜上静脉前面的小血管，操作过程中如果不注意，容易造成出血（图 15-14）。

游离胃网膜右静脉时，确定不要损伤从胰腺走向胃网膜右静脉背侧的微小静脉。

游离胃网膜右动脉时，需首先辨认出胰十二指肠上前静脉的三个分支和胃十二指肠动脉，确认其根部，避免损伤胰十二指肠上前动脉。

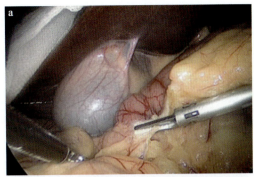

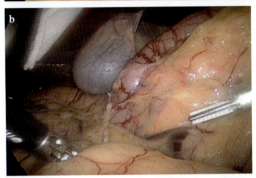

图 15-6 剥离胰腺被膜前叶
从横结肠和横结肠系膜前叶间剥离胃结肠韧带前叶

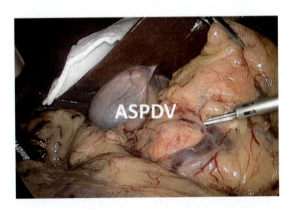

图 15-7 显露胰十二指肠前上静脉（ASPDV）
显露 ASPDV 是幽门下淋巴结清扫的终点

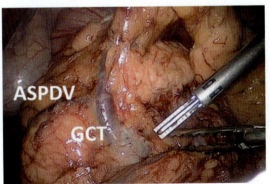

图 15-8 显露胃结干（GCT），从其右缘到下缘完成第 14v 组淋巴结的清扫

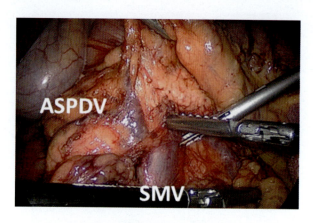

图 15-9　显露肠系膜上静脉（SMV）
其左缘清扫第 14v 组淋巴结

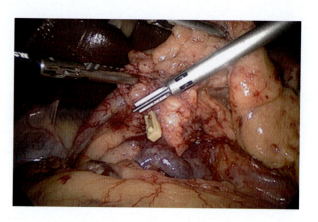

图 15-12　清扫第 6 组淋巴结
夹闭切断 RGEV 根部后，从该处开始并向上清扫第 6 组淋巴结

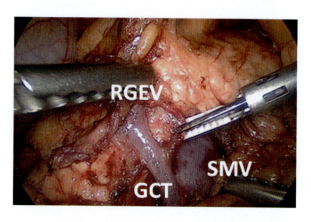

图 15-10　清扫第 14v 组淋巴结
肠系膜上静脉上缘清扫 14v 组淋巴结

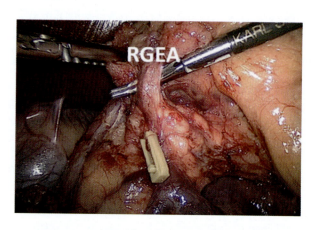

图 15-13　显露并切断胃网膜右动脉（RGEA）
于动脉根部上外科夹，超声刀离断，清扫第 6 组淋巴结

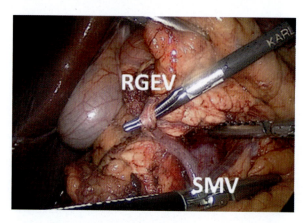

图 15-11　显露和切除胃网膜右静脉（RGEV）
确认 RGEV 分支和胰十二指肠上前静脉（ASPDV）后夹闭

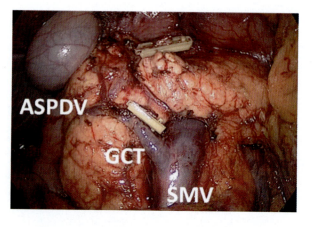

图 15-14　完成第 14v 和第 6 组淋巴结清扫后
外科夹留在切除胃网膜右静脉（RGEV）和胃网膜右动脉（RGEA）的残端

第 16 章

游离胃右血管(第5组淋巴结)

Tae Sung Sohn, Joo-Ho Lee, Shuji Takiguchi, Yuichiro Doki

一、解剖

清扫胃右血管淋巴时(第 5 组淋巴结),需注意 5 根重要动脉:胃十二指肠动脉(GDA)、肝总动脉(CHA)、肝固有动脉(PHA)、十二指肠上动脉(SDA)和胃右动脉(RGA)。清扫胃右血管淋巴结(第 5 组淋巴结)包括两部分:十二指肠上区和十二指肠下区。

二、如何到达第 5 组淋巴结区域

(一)十二指肠下区

完成第 6 组淋巴结清扫后,继续沿着 GDA 游离并显露 GDA,CHA 和 PHA 内侧。十二指肠下区和十二指肠上区之间塞入纱布,可以更好地显露术野。

(二)十二指肠上区

清扫十二指肠上部淋巴结前,应将肝脏牵开。分离 SDA,并在十二指肠下区找到纱布,清扫肝十二指肠韧带淋巴结并显露 RGA 根部和 PHA 外侧。离断肝门左侧至胃食管结合处小网膜,在 RGA 起始处用外科夹分离 RGA,并夹闭 RGA。

三、清扫第 5 组淋巴结

(一)十二指肠下区

清扫十二指肠下区时,十二指肠下区显露 GDA、CHA 和 PHA 左侧,以方便外科医生在随后清扫十二指肠上区淋巴结时能够辨认出 RGA 根部。

(二)十二指肠上区

清扫十二指肠下区淋巴结时,分离 SDAs 并确认纱布,继续切除肝十二指肠韧带并显露 PHA 右侧。

四、标准操作步骤（器械、助手）

术者站在患者右侧,而助手在左侧。

(一)显露 GDA、CHA 和 PHA 左侧

助手右手用无创肠钳抓住十二指肠,向上牵开,显露十二指肠下区。左手用长而宽的无创肠钳向下按压胰腺表面。术者左手用无创肠钳协助,右手用超声刀进行游离、切除（图 16-1）。

(二)十二指肠上动脉的分离,第 12 组淋巴结的清扫和 RGA 的分离

助手右手用举肝器举起肝以显露十二指肠上区。在清扫 RGA 根部淋巴结时,助手抓住 RGA 远端以形成对抗牵引（图 16-2）,助手左手用另一个无创肠钳压下十二指肠。术者左手用无创肠钳牵开,同时右手用超声刀分离和切除。其起始部用腹腔镜外科夹间夹闭 RGA。

(三)十二指肠的游离（可选）

十二指肠的横断是可选的。习惯上,在清扫

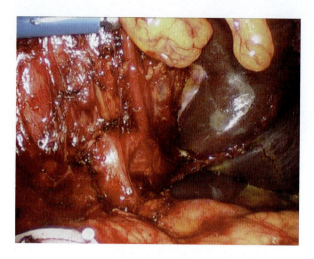

图 16-1　显露胃十二指肠动脉和胃右动脉

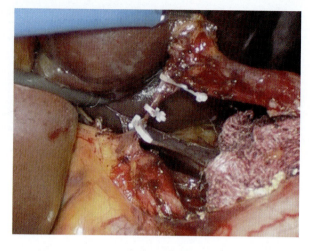

图 16-3　于 RGA 根部腹腔镜外科夹之间离断

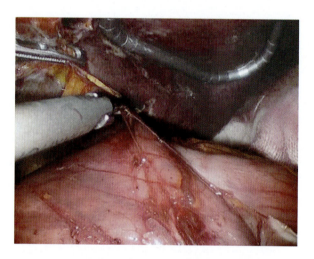

图 16-2　游离十二指肠上动脉以显露胃右动脉

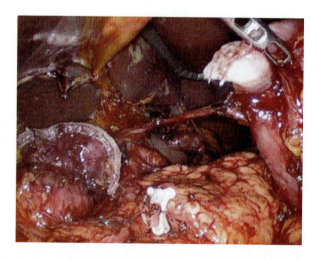

图 16-4　用直线切割闭合器横断十二指肠后游离胃右动脉

肝十二指肠韧带前应在体内横断十二指肠。如今，第 12 组淋巴结清扫可以不用在横断十二指肠的情况下完成[1]。可造的方法包括先横断十二指肠后分离 RGA（图 16-3，图 16-4）及先分离 RGA 后横断十二指肠（图 16-5）。

游离十二指肠幽门上区后用腹腔镜直线切割闭合器（60mm 白或蓝钉）横断十二指肠处，十二指肠横断水平因 BⅠ（靠近幽门）和 BⅡ吻合方式而不同。

五、不足之处（常见的并发症）

清扫胃右血管淋巴结时发生并发症的情况比较少见。有文献报道在清扫第 5 组淋巴结时出血发生率的中位数为 0.70 ± 0.85[2]。

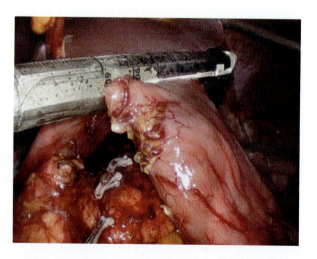

图 16-5　游离胃右动脉后用直线切割闭合器横断十二指肠

◯ 参考文献 ◯

[1] Fukunaga T, Hiki N, Tokunaka M, et al. Left-sided approach for suprapancreatic lymph node dissection in laparoscopy-assisted distal gastrectomy without duodenal transection. Gastric Cancer, 2009, 12:106-112

[2] Kim MC, Choi HJ, Jung GJ, et al. Techniques and complications of laparoscopy-assisted distal gastrectomy (LADG) for gastric cancer. Eur J Surg Oncol, 2007, 33:700-705

第 17 章

肝总动脉和腹腔动脉周围淋巴结清扫(第7、8a、9组淋巴结)

Kazuyuki Kojima, Kenichi Sugihara, Tae Sung Sohn, Joo-Ho Lee

一、清扫第 8a、9 组淋巴结手术技巧

助手右手抓钳提起胃左动脉和静脉根部(胃胰韧带),左手用扇形牵开器或纱布小心地向下压住胰腺,显露最佳手术视野。用超声刀沿胰腺上缘向胰尾游离切除脂肪组织,至胃后动脉根部。沿肝总动脉游离至胃左动脉根部,显露腹腔动脉(CHA)右侧缘,此时用超声刀将第 8a、9 组淋巴结右侧完全切除。游离过程中注意保护沿 CHA 走行肝神经丛,同时显露胃左静脉钛夹夹闭后离断。

显露脾动脉起始部,同时显露腹腔动脉左侧缘。游离过程将第 11p 组淋巴结和第 9 组淋巴结左侧完全切除。

二、清扫第 7 组淋巴结手术技巧

除保护腹腔神经丛以外,同样重要的是保护沿腹段食管走行迷走神经后干。剥离右膈肌角腹膜后,顿性分离食管和膈肌角之间间隙,有助于显露迷走神经后干(图 17-1)。迷走神经后干腹腔支沿胃小弯向下至腹腔神经节,这些神经分支汇合于胃左动脉根部后方(图 17-2)。清扫第 7 组淋巴

结过程中,应在腹腔支和胃左动脉结合部远端离断胃左动脉,以免损伤迷走神经腹腔支(图 17-3)。为保护腹腔支和迷走神经后干,应向右侧牵拉血管,用超声刀离断后迷走干胃后支(Latarjet神经)(图 17-4)。这样就可以在保护腹腔支的情况下,完全清扫胃左动脉旁淋巴结(第 7 组淋巴结)(图 17-5)。

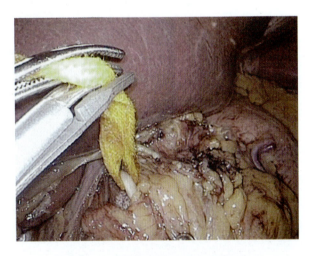

图 17-1　用血管带提起迷走神经后干

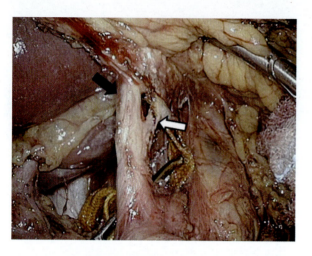

图 17-2　迷走神经后干腹腔支（白箭头）与胃左动脉融
　　　　　合，位于其根部后方（黑箭头）

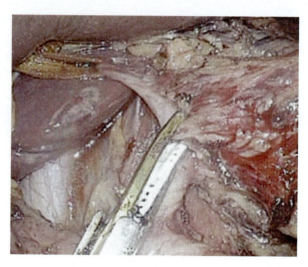

图 17-4　超声刀离断迷走神经后干的胃后支（Latarjet
　　　　　神经）

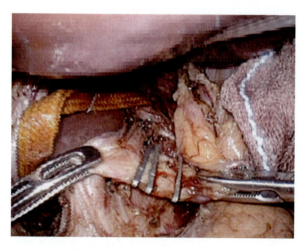

图 17-3　应在迷走神经腹腔支和胃左动脉结合部远端
　　　　　离断胃左动脉

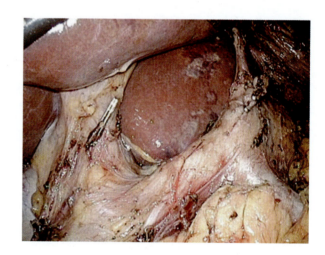

图 17-5　保护好迷走神经腹腔支，清扫胃左动脉旁淋巴
　　　　　结（第 7 组淋巴结）

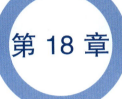

第 18 章

脾动脉周围淋巴结清扫
（第11p组淋巴结）

Wook Kim, Hitoshi Katai

一、解剖

根据 13th 日本胃癌协会规定,沿脾动脉分布的淋巴结分为 11p(近端)和 11d(远端)[1]。但是手术过程中,除非能够发现胃后动脉,有时难以准确区分 11p 和 11d。事实上,仅 30% 的胃癌患者存在胃后动脉。胃后动脉根部是 11p 最远端终点。对于没有胃后动脉的患者,11p 终点位于脾动脉和垂直提起胃之间最近的点[2,3]。清扫 11p 的最上界是左膈肌角。

二、如何到达每个淋巴结清扫区域

清扫 11p 淋巴结时,需要仔细游离胰腺上缘。与开放手术不同的是,腹腔镜手术时需要充分牵开胰腺和提起 11p 淋巴结组织进行清扫。如果胰腺凸面阻挡了 11p 清扫视野,可以使用脾动脉血管环,向胰腺尾部牵拉,这样可以比较好地显露脾血管近端[3-5]。此外,将胰腺向尾侧牵开,垂直提起胃左血管也有助于清扫 11p 淋巴结[6]。

三、淋巴结清扫标志

第 11p 淋巴结清扫边界:右侧,胃左动脉;左侧,胃后动脉;下界,胰腺上缘;上界,膈肌角。如果想要完整清扫 11p 淋巴结,需要在这些解剖结构内进行。

四、标准操作步骤（仪器、助手）

清扫腹腔干周围淋巴结后,打开胰腺上缘胰腺被膜,显露脾动脉近端(图 18-1)。此时,助手右手用抓钳向上提起胃壁,左手用抓钳或吸引器下压胰腺。应用超声刀沿着脾动脉背部进行游离至胃后动脉起始部(图 18-2),将脾动脉近端脂肪组织完整切除。保护好脾动、静脉,也可将胃后背部至左膈肌角之间的脂肪组织可以进行完整切除(图 18-3 和图 18-4)。

为完整而安全地清扫第 11p 淋巴结,需要助手向下牵开胰腺。操作不仔细、动作粗暴或使用锐性器械均可能造成意外出血或胰腺分支血管损伤。此过程中,推荐使用纱布或钝性器械操作。

五、不足之处（常见并发症）

由于脾血管周围存在许多细小血管分支,游离过程中可能造成小血管出血。对于小血管出血,可以用纱布压迫止血,但是应采取积极措施控制活动性出血。使用血管夹或者热传导可能会造成脾血管损伤导致迟发性假性动脉瘤破裂。其他的并发症还包括胰腺导管损伤和胰瘘。术中超声刀或其他止血器械的工作臂远离血管可有效地避免这些问题。

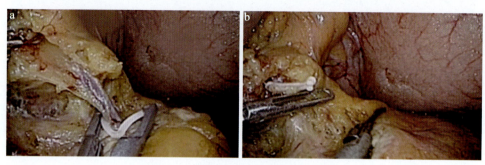

图 18-1　胃左动脉根部显露胃左静脉

a. 离断胃左静脉；b. 游离胰腺上缘脂肪组织,避免胰腺实质损伤

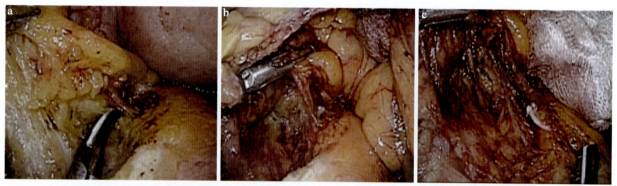

图 18-2　显露胃后血管 (a,b)辨认胃后血管,(c)沿胰腺上缘游离,保护胃后动脉

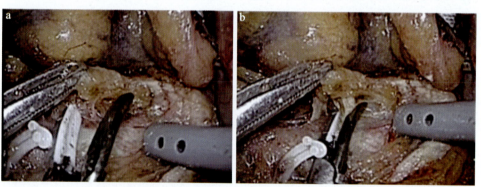

图 18-3 (a,b)锐性分离脾动脉周围组织,完整切除包括第 11p 组淋巴结在内的脂肪组织

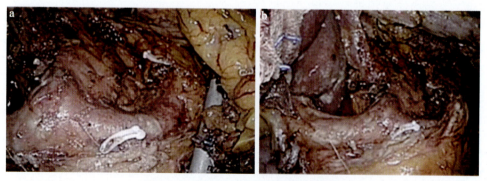

图 18-4　第 11p 组淋巴结清扫后术野

(a,b)标志离断后的血管:胃左静脉、胃左动脉和胃后动脉

参考文献

[1] Shimada Y.JGCA（The Japan Gastric Cancer Association）gastric cancer treatment guidelines. Jpn J Clin Oncol,2004,34:58

[2] Satoh S,Okabe H,Kondo K,et al. A novel laparoscopic approach for safe and simplified suprapancreatic lymph node dissection of gastric cancer. Surg Endosc,2009,23:436-437

[3] Kawamura H,Homma S,Yokota R,et al.Inspection of safety and accuracy of D2 lymph node dissection in laparoscopy-assisted distal gastrectomy. World J Surg,2008,32:2366-2370

[4] Hur H,Jeon HM,Kim W.Laparoscopy-assisted distal gastrectomy with D2 lymphadenectomy for T2b advanced gastric cancers:three years' experience. J Surg Oncol,2008,98:515-519

[5] Uyama I,Sugioka A,Matsui H,et al. Laparoscopic D2 lymph node dissection for advanced gastric cancer located in the middle or lower third portion of the stomach.Gastric Cancer,2008,3:50-55

[6] Fukunaga T,Hiki N,Tokunaga M,et al. Left-sided approach for suprapancreatic lymph node dissection in laparoscopy-assisted distal gastrectomy without duodenal transection. Gastric Cancer,2009,12:106-112

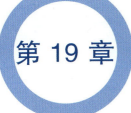

第 19 章

胃小弯侧淋巴结清扫
（第1、3组淋巴结）

Shinichi Sakuramoto, Keishi Yamashita, Wook Kim

一、解剖

第1组淋巴结位于胃底贲门右侧。第3组淋巴结分布于胃小弯侧。

二、如何到达每组淋巴结区域

剑突下置入5mmTrocar，放置"蛇形"牵开器牵开肝左叶以扩大胃小弯侧视野。沿第9组淋巴结切除线，清扫脂肪组织直至胃底右侧靠近右侧膈肌角的区域（图19-1）。将右膈肌角和脂肪组织交界处作为切除线，完整切除至胃壁的脂肪组织（图19-2）。

小网膜切除线和膈肌角右侧切除线的交界处是第1组淋巴结上缘，切除脂肪组织至食管右侧壁。确认到达胃壁肌层后，可向胃前壁清扫（图19-3）。

随后，助手将胃后壁展开，向腹壁提起第1和第3组淋巴结。术者用超声刀将胃后壁脂肪组织完全切除（图19-4）。用抓钳牵开垂直于胃壁的脂肪组织，并钝性分离。由于残留的绳索状组织内部可能含有血管和神经，最好使用超声刀进行游离。继续由胃后壁向前壁进行游离（图19-5）。展开胃前壁，从胃壁预切除线开始将脂肪组织向头侧切断（图19-6）。图19-7显示的是完整切除的淋巴结清扫。

三、清扫每组淋巴结时解剖标志

对于早期胃癌，需要保留迷走神经肝支，应从下缘切断小网膜。对于进展期胃癌，需要切断迷走神经肝支并尽量沿头侧将小网膜完全切除。

食管腹段前壁第1组淋巴结上缘是迷走神经肝支分叉处。后方边界是左膈肌角和食管腹段分离处。

清扫第1组淋巴结显露出食管腹段，清扫第3组淋巴结显露胃壁肌层。完全淋巴结清扫应该没有脂肪组织残留。

四、标准操作步骤（仪器、助手）

助手将脂肪组织牵开，充分显露胃底和胃上部解剖平面。术者应用超声刀沿胃壁切除脂肪组织。

五、不足之处（常见并发症）

清扫第1和第3组淋巴结时，不能游离太深，以免损伤胃壁肌层。如果清扫胃底后壁第3组淋巴结时，未能充分展开胃后壁，则容易造成脂肪组织残留。

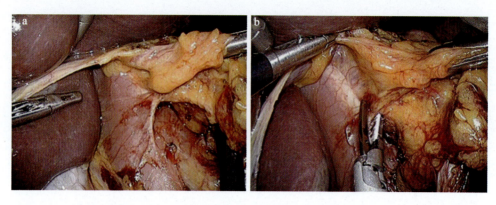

图 19-1　第 1 组淋巴结上缘是小网膜切除线和右膈肌脚基底部结合处(图 a),切除黏附在右膈肌角的脂肪组织,显露膈肌基底部(图 b)

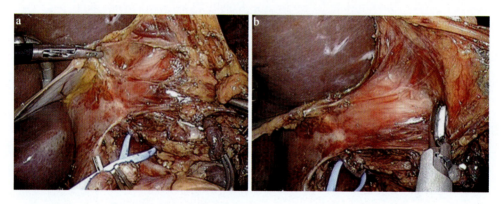

图 19-2　使用血管带保护迷走神经(图 a),从头侧开始清扫第 1 组淋巴结(图 b)

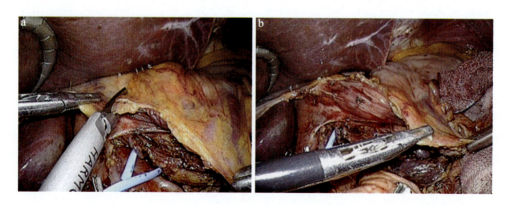

图 19-3　沿胃前壁方向清扫第 1 组淋巴结(图 a),牵开胃壁,确定没有淋巴结残留(图 b)

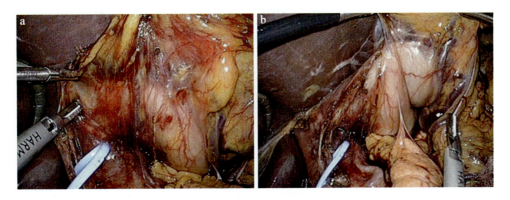

图 19-4　助手提起第 1 和第 3 组淋巴结,将术野扩展至胃后壁(图 a),切除胃后壁边缘脂肪组织(图 b)

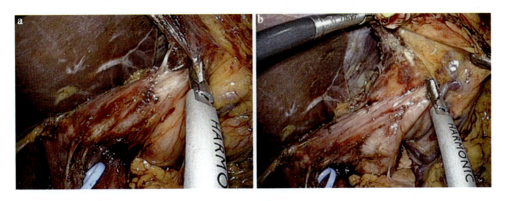

图 19-5　垂直胃壁拉起脂肪组织,切除残留的血管和神经在内的条索状组织(图 a),从胃后壁向前壁方向清扫第 3 组淋巴结(图 b)

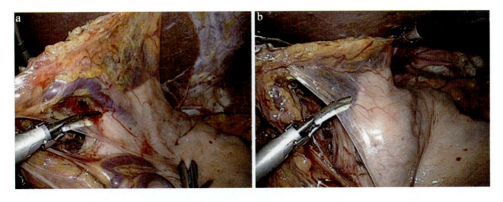

图 19-6　展开胃前壁,从胃壁预切除线向头侧游离(图 a),切除胃壁边缘脂肪组织(图 b)

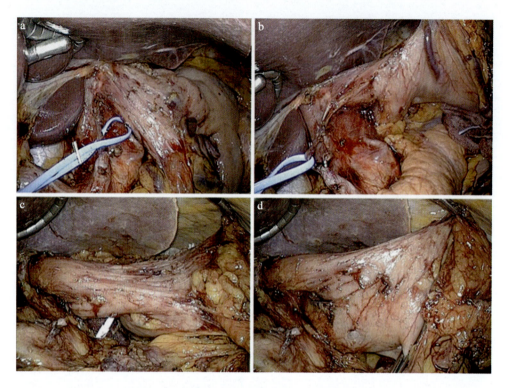

图 19-7　完整清扫第 1 和第 3 组淋巴结(图 a～d)

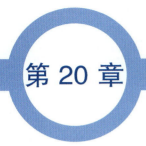

第 20 章

Billroth Ⅰ式吻合

Hyuk-Joon Lee, Jin-Jo Kim, Naoki Hiki, Shinya Tanimura

一、引言

胃、十二指肠吻合术（BⅠ吻合）是远端胃癌切除术后最常见的消化道重建方法之一。相比 BⅡ吻合和 Roux-en-Y 吻合，BⅠ吻合优势在于手术时间更短，吻合后胃肠道接近于正常解剖生理状态，食物经吻合口进入十二指肠，避免输入襻综合征的发生。据韩国胃癌协会全国范围调查结果显示：2004 年全年所有远端胃癌切除术后采用 BⅠ式消化道重建的比率高达 55.3%[1]。

对于腹腔镜远端胃大部切除术（LADG），BⅠ吻合可经体外、体内两种方式完成。本章重点讲述体外、体内 BⅠ式吻合手术操作细节，讨论各自优点和不足之处。

二、体外 BⅠ式吻合术

体外 BⅠ式吻合术有许多优点，如操作简便、省时。术中胃部病变可视、可触，所以可以准确定位切割线，使用吻合钉数量较体内吻合少。由于以上原因，体外 BⅠ式吻合术是腹腔镜远端胃大部切除术（LADG）后最常见的重建方法之一[2-8]。不足之处是操作空间狭小，部分患者术后腹部辅助小切口处（通常位于右上腹）会有剧烈疼痛感。目前，对于腹腔镜远端胃大部切除手术，体外 BⅠ式吻合术包括两种重建方式：改良双吻合器端端吻合术和后壁端侧吻合术。

（一）体外改良双吻合器端端吻合术（视频片段）

右上腹辅助 4～5cm 长横切口。通过此切口将十二指肠从腹腔内完全取出，在十二指肠预切除处上荷包钳，横断十二指肠（图 20-1a）。十二指肠残端处置入圆形吻合器抵钉座，沿抵钉座收紧荷包线并打结。

手术过程中，术者需要先判断胃内钛夹确切位置后再确定胃壁切割线的位置。钛夹是术前通过胃镜放入胃内的，远端胃癌切除术后可以将其取出（图 20-1b）。一般在肿瘤对侧切开胃壁，例如肿瘤位于小弯侧，则在大弯侧切开胃壁，反之亦然。近端切缘大弯侧使用直线切割吻合器将胃部分离断封闭（图 20-1c）。在切除线远端胃壁开一小口，将吻合器中心杆经此孔送入胃腔内，缓慢移动中心杆直至头端已抵住胃断端处，注意中心杆头端应朝向十二指肠，此时缓慢调节中心杆后部的旋钮，使中心杆从断端吻合线的大弯侧角穿出（"双吻合"）（图 20-1d）。将中心杆与十二指肠抵钉座连接旋紧，击发吻合器，完成胃、十二指肠端端吻合。可通过先前的胃壁切口确认吻合线内部有无出血。最后在胃预切割线小弯侧使用另一直线切割闭合器闭合（图 20-1e）。此种吻合方法可使残胃形状更接近于正常解剖形态（图 20-1f）[9]。

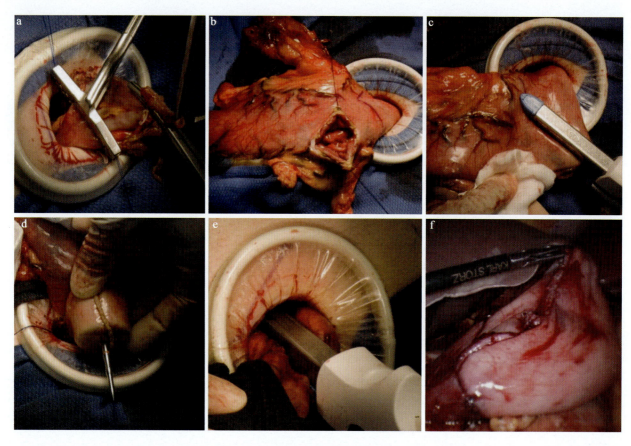

图 20-1　体外改良双吻合器 BⅠ式吻合术

　　a. 两钳之间切断十二指肠。注意应把十二指肠从腹腔内完全取出；b. 远端胃壁切开小口，置入圆形吻合器，将远端胃壁离断；c. 大弯侧用直线切割闭合器将胃部分离断；d. 圆形吻合器中心杆向十二指肠靠近，调节旋钮使中心杆由闭合线大弯侧穿出（"双吻合"），之后切断远端胃；e. 击发圆形吻合器后，用另一把直线切割闭合器从小弯侧将胃完全离断；f. 腔镜下显示吻合后残胃接近胃正常解剖形态

　　与其他 BⅠ式吻合方法相比，此种方法具有其独特优势：①近端切缘距病灶更远；②与端侧吻合术不同，残胃前后壁张力相等；③残胃无需再多进行一次胃切开术。有时从远端胃部（将要被切除的部分）切口送入吻合器后，中心杆在胃腔内穿行困难，且不易调节旋钮，所以部分医生选择在残胃前壁切开小口，放入吻合器中心杆[7]。

（二）体外端侧（后壁）吻合术

　　十二指肠切除操作步骤同上。用两把钳子从大弯侧钳夹胃体至预切除线，在两钳之间断胃。使用直线切割闭合器将胃完全离断。移去标本，将圆将形吻合器中心杆从残胃断端大弯侧开口处（钳子钳夹的位置）进入，从胃后壁穿出并与十二指肠断端抵钉座连接旋紧，击发完成胃、十二指肠端侧吻合。最后用直线闭合器闭合残胃开口断

端[2]。

（三）腹腔外 BⅠ式吻合技术要点

　　胃肠吻合顺利完成的前提条件是选择最合适的腹部辅助小切口。一般以幽门作为标记点，幽门上方开口是将十二指肠完全取出进行吻合的最佳位置。

　　腹腔镜下将十二指肠与周围器官完全游离是另一技术要点。十二指肠从辅助小切口取出时要保证无张力。松解并切断十二指肠与横结肠、肝十二指肠韧带、胆囊和胰头粘连附着组织。进行腹壁辅助小切口前，可将十二指肠轻轻提拉到腹壁，观察能否通过辅助切口将其取出。对于肥胖患者而言，将十二指肠从辅助切口取出并非易事，可腔镜下用直线切割闭合器完成十二指肠横断，将远端十二指肠从小切口取出，拆除吻合钉，断端

手工制作荷包。

关于是否腹腔镜下离断十二指肠一直存在争议。一些外科医生建议常规腔镜下离断十二指肠，这样在清扫胰腺上缘淋巴结时可以获得更好的手术视野。另外一些专家则持反对意见，因为这样不仅多使用了一个钉仓，而且横断十二指肠的部位也会不够准确。

此外，专家强烈推荐腹部辅助小切口处使用切口保护器以预防切口感染。

三、体内 BⅠ式吻合术

随着腹腔镜下胃癌切除手术经验的不断积累，越来越多的医生开始关注腔镜下体内消化道重建技术。即使对于肥胖患者，此种方法也能提供良好的手术视野。如上所述，体外 BⅠ式吻合术有许多不足之处，因为在于腹部辅助小切口限制了手术视野，特别是对于肥胖病人更加明显。此外，在进行消化道重建时易产生较大张力损伤到十二指肠。许多学者报道体内应用腔镜直线切割闭合器完成 BⅠ式吻合在技术层面是完全可行的，吻合效果与常规使用的圆形吻合器并无差异[10-12]。

大量文献报道了体内 BⅠ式消化道重建的相关技术，方法各不相同，包括直线切割闭合器、圆形吻合器或手工缝合（表 20-1）[10-15]。相比其他方法，直线切割闭合器技术有其自己独特优点：直线吻合器在腹腔内更容易操作，只需要插入 12mm Trocar 即可。目前共有两种直线吻合器技术：Delta 形吻合[10,11]和三角吻合技术[12]。由于 Delta 形吻合技术操作简单，将介绍该技术的相关内容。

表 20-1 腹腔内毕Ⅰ式吻合术相关文献

作者	年份	人数	方法	吻合时间	注解
Mayers	1998	1	圆形吻合器	6h[a]	完全腔镜下，消化性溃疡
Kanaya	2002	9	线形吻合器	17min	Delta 线性吻合，肿瘤
Takiguchi	2003	1	手工缝合	90min	双层连续缝合，肿瘤
Tanimura	2008	226	线形吻合器	28min	三角吻合术，肿瘤
Kim	2008	25	线形吻合器	33min	Delta 线性吻合，肿瘤
Ichikawa	2009	16	圆形吻合器	20min	混合技术[b]，肿瘤

a. 整台手术花费的时间，文献中无消化道重建所花费的时间

b. 在体外置入抵钉座，腔镜下击发吻合器

（一）腹腔内 Delta 形吻合手术（视频片段）

Kanaya 等学者首先报道 Delta 形吻合手术，这是一种使用直线切割闭合器完成胃十二指肠端端吻合的技术[11]。使用该方法进行吻合前，首先要确认肿瘤的具体位置再考虑吻合操作[10,16,17]。

横断十二指肠时，切割方向（后前位）比平常切割方向（系膜缘-对系膜缘）更加垂直。这样可以保证吻合口处有充足的血供，还可为 45mm 直线切割闭合器工作臂（该工作臂位于狭窄的十二指肠肠腔内）提供充足肠腔内空间（图 20-2a）。在残胃大弯侧和十二指肠残端后壁各开一小孔，将 45-mm 线型闭合器两工作臂分别插入两孔。击发前，残胃闭合线转向左侧，十二指肠残端闭合线转向右侧，击发后完成胃、十二指肠（残胃后壁与十二指肠后上壁）侧侧吻合（图 20-2b），效果与端端吻合相同。击发后吻合口处形成一个比较大的开口，术者可通过此开口探查吻合口内部是否出血（图 20-2c）。随后使用两个 45mm 直线切割闭合器闭合（图 20-2d,e）。Delta 形吻合术后 6 个月胃镜检查吻合口，发现吻合效果与传统圆形吻合技术相同（图 20-2f）。

（二）其他体内 BⅠ式吻合术

目前有两种圆形吻合器吻合技术：一种是合成技术，即圆形吻合器的击发在腔镜下完成，而荷包缝合和抵钉座置入过程是在腹腔外完成[15]。另一种技术在之前的病例报道说明用圆形吻合器进行完全体内 BⅠ式吻合是相当困难的[13]。腹腔内荷包缝合和抵钉座置入存在一定的技术难

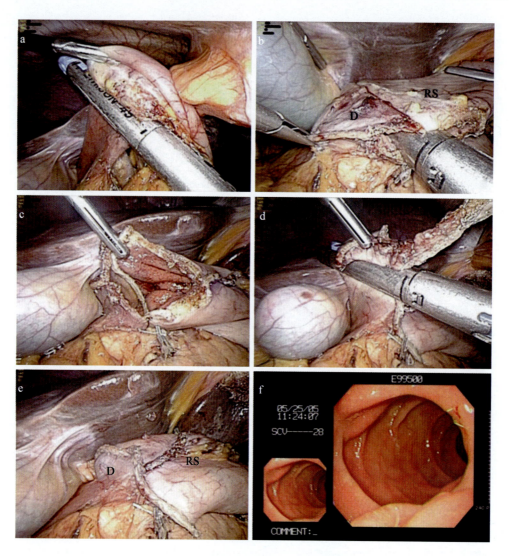

图 20-2　体内 delta 形 BⅠ式吻合术
a. 垂直切断十二指肠。b. 使用 45-mm 直线切割闭合器在残胃后壁与十二指肠后上壁行侧侧吻合(功能上相当于端端吻合)。D:十二指肠。RS:残胃。c. 闭合器击发后形成的开口。d. 使用 45-mm 直线切割闭合器连续击发两次将开口处予以闭合。e. 闭合完成后的手术视野。f. Delta 形吻合术后 6 个月胃镜观察情况

度,且相当耗时。Mayers 和 Orebaugh 报道了 1 例腹腔镜胃良性溃疡切除手术,手术时间长达 6 个多小时[13]。而且需要直径 33mm Trocar 才能将 25mm 圆形吻合器送入腹腔内,这一点降低了完全性腹腔镜手术的微创优势。

○ 参考文献 ○

[1] Information Committee of the Korean Gastric Cancer Association. 2004 Nationwide gastric cancer report in Korea.J Korean Gastric Cancer Assoc,2007,7:47-54

[2] Lee SI,Choi YS,Park DJ,et al.Comparative study of laparoscopy-assisted distal gastrectomy and open distal gastrectomy.J Am Coll Surg,2006,202:874-880

[3] Kim MC,Choi HJ,Jung GJ,et al.Techniques and complications of laparoscopy-assisted distal gastrec-

tomy（LADG）for gastric cancer.Eur J Surg Oncol，2007，33：700-705

[4] Noshiro H，Nagai E，Shimizu S，et al.laparoscopically assisted distal gastrectomy with standard radical lymph node dissection for gastric cancer.Surg Endosc，2005，19：1592-1596

[5] Lee HJ，Kim HH，Kim MC，et al.（2009）The impact of a high body mass index on laparoscopy assisted gastrectomy for gastric cancer.Surg Endosc，2009，23：2473-2479

[6] Lee JH，Kim YW，Ryu KW，et al.（2007）A phase-Ⅱ clinical trial of laparoscopy-assisted distal gastrectomy with D2 lymph node dissection for gastric cancer patients.Ann Surg Oncol，2007，14：3148-3153

[7] Hiki N，Fukunaga T，Tokunaga M，et al.An effective duodenum bulb mobilization for extracorporeal Billroth I anastomosis of laparoscopic gastrectomy.J Gastrointest Surg，2009，13：230-235

[8] Park JM，Jin SH，Lee SR，et al.Complications with laparoscopically assisted gastrectomy：multivariate analysis of 300 consecutive cases.Surg Endosc，2008，22：2133-2139

[9] Yang HK，Lee HJ，Ahn HS，et al.Safety of modified doublestapling end-to-end gastroduodenostomy in distal subtotal gastrectomy.J Surg Oncol，2007，96：624-629

[10] Kim JJ，Song KY，Chin HM，et al.Totally laparoscopic gastrectomy with various types of intracorporeal anastomosis using laparoscopic linear staplers：preliminary experience.Surg Endosc，2008，22：436-442

[11] Kanaya S，Gomi T，Momoi H，et al.Delta-shaped anastomosis in totally laparoscopic Billroth I gastrectomy：new technique of intraabdominal gastroduodenostomy.J Am Coll Surg，2002，195：284-287

[12] Tanimura S，Higashino M，Fukunaga Y，et al.Intracorporeal Billroth 1 reconstruction by triangulating stapling technique after laparoscopic distal gastrectomy for gastric cancer.Surg Laparosc Endosc Percutan Tech，2008，18：54-58

[13] Mayers TM，Orebaugh MG.Totally laparoscopic Billroth I gastrectomy.J Am Coll Surg，1998，186：100-103

[14] Takiguchi S，Sekimoto M，Miyake Y，et al.Totally laparoscopic distal gastrectomy using the hand-sewn Billroth-I anastomotic technique：report of a case.Surg Today，2003，33：371-374

[15] Ichikawa D，Kubota T，Kikuchi S，et al.Intracorporeal Billroth-I anastomosis using a circular stapler by the abdominal wall lifting method in laparoscopy-assisted distal gastrectomy.Surg Laparosc Endosc Percutan Tech，2009，19：e163-e166

[16] Hyung WJ，Lim JS，Cheong JH，et al.Intraoperative tumor localization using laparoscopic ultrasonography in laparoscopicassisted gastrectomy.Surg Endosc，2005，19：1353-1357

[17] Tanimura S，Higashino M，Fukunaga Y，et al.Laparoscopic distal gastrectomy with regional lymph node dissection for gastric cancer.Surg Endosc，2003，17：758-762

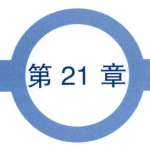

第 21 章

消化道重建——Roux-Y吻合

Hideo Matsui, Jin-Jo Kim

一、引言

1992 年，Goh 等[1] 率先报道了 1 例良性胃溃疡切除后行腹腔镜下胃空肠吻合的病例。此后，应用腹腔镜技术进行胃癌切除手术范围扩展至胃癌。1995 年，Kitano 等[2] 学者报道采用体外胃空肠吻合手工缝合方法作为腹腔镜远端胃大部切除术后的消化道重建方式。器械的发展和技术的提高使得腹腔镜下完成手术操作变得更加轻松自如。随着完全腹腔镜下 Roux-Y 胃旁路手术治疗肥胖病的发展[3]，越来越多的腔镜外科医生开始不断改良此种消化道重建方法。1999 年，Uyama 等[4] 学者报道了 1 例完全腹腔镜下胃癌 Roux-Y 消化道重建病例，应用的是直线切割闭合器。Takaori 等[5] 学者也报道了完全腹腔镜下 Roux-Y 消化道重建技术以预防术后空肠肠襻扭转。

Roux-Y 吻合术后残胃炎、反流性食管炎和倾倒综合征发生率明显低于胃、十二指肠吻合术[6-10]。然而这种重建方式仍然有不足之处，如操作复杂、容易术后发生残端痿、内疝和胃排空延迟[11,12]。吻合口溃疡和发生胆石症等情况的增加引起了更多人对此术式的关注[8,10]。最近 Kojima 等[9] 学者一项临床试验表明腹腔镜 Roux-Y 胃空肠吻合术后残胃炎发生率、进食量等方面优

于胃、十二指肠吻合术。我们将介绍应用线形钉合器完成腹腔镜辅助 Roux-Y 胃空肠侧侧吻合术标准操作步骤。

二、手术操作步骤

（一）消化道重建准备

病人仰卧位，双腿分开。消毒铺巾（腔镜手术专用治疗巾）。采用之前文献报道的 5 个 Trocar 技术，建立气腹[13]。横断十二指肠，清扫胰腺上缘淋巴结，完成标准或改良 D2 淋巴结清扫。

将横结肠和大网膜向上牵开以显露屈氏（Treitz）韧带，屈氏韧带通常位于横结肠系膜根部中间偏右的位置。将病人调至头低脚高位。对于大网膜较厚或粘连于腹壁的患者，可将大网膜切开协助显露手术视野。于屈氏韧带下 15～20cm 处将空肠切开，分辨出空肠输入襻和输出襻。将空肠襻经结肠前拉至残胃处，检查系膜是否存在张力。如果存在张力则需切断部分空肠。随后用无创抓钳夹住残胃和空肠。

（二）胃癌切除

上腹正中或左肋下做辅助横切口，置入切口保护器。在抓钳协助下，自腹腔内将胃从辅助切口取出，用 90-mm TA 闭合器切断胃（图 21-1）。如果无法确定离断位置，可采用内镜辅助胃癌切除技术（EAGR）[13]。体外检查标本切缘，必要时

对切缘行术中冷冻病理学检查。在残胃断端大弯侧固定一根缝线,然后将残胃放回腹腔。

(三)空肠-空肠侧侧吻合

经腹部辅助切口将空肠取出,切断空肠及肠系膜。空肠输出襻残端固定一根缝线。距空肠输出襻断端30cm处,使用直线闭合器完成空肠侧侧吻合:两段空肠壁各切开一小口,将直线切割闭合器两臂分别插入两端空肠肠腔内,对好空肠肠系膜,击发完成吻合(图21-2)。使用4-0可吸收缝线单层连续缝合关闭戳孔(图21-3)。空肠系膜裂口可经缝线缝合关闭,最后将空肠放回腹腔内。

(四)胃-空肠侧侧机械吻合

在缝线牵引下将残胃从腹腔中取出,近大弯侧距胃断端2cm处残胃后壁切开一小孔,近端固定一根缝线。取出空肠输出襻,于空肠对系膜缘的肠壁切开一小孔,小孔距空肠断端5cm;在小孔的近端固定一根缝线。牵引两根缝线以利于闭合器两臂分别进入胃腔和空肠肠腔内(图21-4)。使用60-mm直线形切割闭合器完成胃空肠侧侧同向蠕动吻合(图21-5)。使用4-0可吸收缝线沿如图(图21-6)所示的方向,单层连续缝合关闭戳孔,这种方向可避免吻合口处或空肠肠腔狭窄。

(五)腹腔镜下检查

再次建立气腹,腹腔镜下检查吻合部位(图21-7)。对吻合部位的出血点进行止血处理。仔细检查消化道和肠系膜,观察是否存在空肠襻扭转。自左侧开始腔镜下缝合关闭横结肠系膜与空肠系膜之间(Petersen间隙)裂口。用大量生理盐水冲洗腹腔,经左上腹切口置入引流管,引流管头

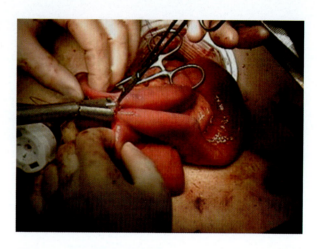

图21-2 距空肠输出襻断端30cm,应用腹腔镜直线切割闭合器

完成空肠空肠侧侧吻合

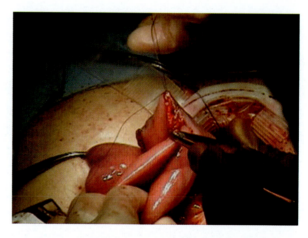

图21-3 手工单层连续缝合

端位于胰腺上缘。此种吻合方式术式不推荐常规使用胃管。

三、结果

自2003年7月至2009年7月,我们共开展了50例腹腔镜辅助胃癌远端大部切除术后消化道重建手术。术后并发症发病率为6%,十二指肠残端瘘1例、胃瘫1例,肠梗阻1例。无吻合口狭窄、出血和内疝发生。未出现由于空肠输出襻逆向蠕动造成的Roux-Y滞留综合征或功能性滞留情况[15]。随访1~3年,没有患者出现胃炎和食管炎。吻合口平均大小为31.7mm(15~60mm,$n=10$)。

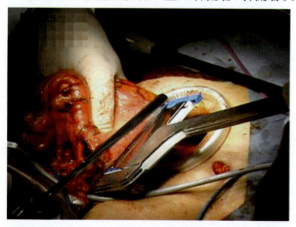

图21-1 使用TA直线闭合器切断胃

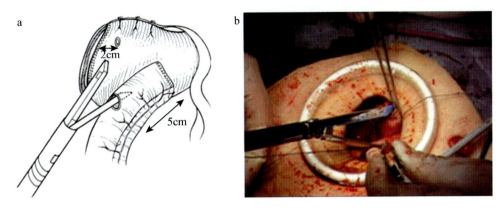

图 21-4 胃空肠侧侧吻合,牵拉缝线将闭合器工作臂插入空肠(图 a)。胃空肠侧侧吻合操作术野。在缝线牵拉下将直线切割闭合器两臂分别插入腔内(图 b)

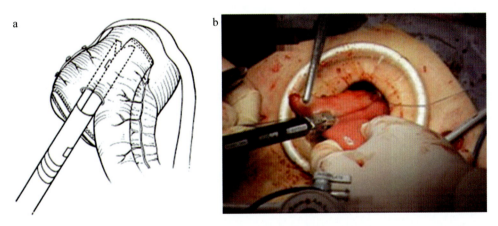

图 21-5 利用腹腔镜直线切割闭合器在胃后壁完成胃空肠侧侧吻合[14](图 a)。胃空肠侧侧吻合操作图像。闭合器两臂完全进入腔内后,击发闭合器(图 b)

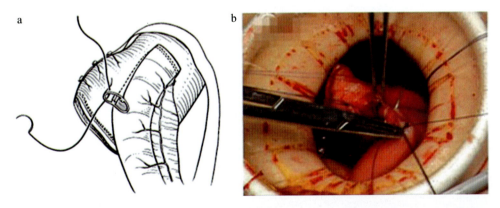

图 21-6 沿如图所示方向,单层连续缝合关闭开口,术后吻合口处或空肠腔内不易形成狭窄[14](图 a)。开口边缘用两根缝线固定(图 b)

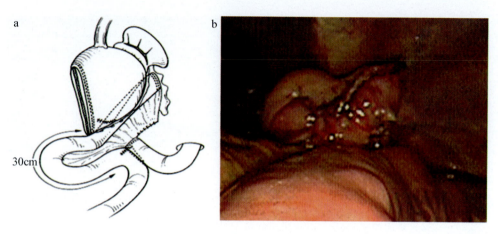

图 21-7 吻合完成。胃空肠吻合处与空肠空肠吻合处相距 30cm[14]（图 a）。腹腔镜下术野。吻合处距残胃断端 2cm（图 b）

四、讨论

消化道重建方式一定程度上取决于胃癌切除大小。如果病变位于胃体中上部，则需行高位远端胃大部切除，这时我们通常采用 Roux-Y 吻合术。需要注意的是对肥胖患者行胃空肠吻合是很困难的。肥胖患者行高位远端胃大部切除时，可考虑使用内镜辅助下胃癌切除技术（EAGR），这样可以保证足够切缘[13]。残胃较小时，完成胃肠侧侧吻合非常困难。我们一般选择在胃后壁完成吻合，而非大弯侧，这样做是为了保留胃短血管血供。

残胃过大时易造成吻合口溃疡或空肠输出襻扭转，严重者会造成肠梗阻。空肠胃反流会造成胃瘫。因此，需要充分保证空肠输出襻通畅。我们认为这种情况常与"功能性胃瘫"或胃排空延迟相伴发生[11,12]。系列研究发现，虽然胃排空延迟患者不会出现腹胀症状，但通过影像学检查证实胃排空延迟。我们推测 Roux-Y 吻合后发生胃排空延迟的患者发生术后倾倒综合征的比例较低。

一般在胃空肠吻合之前先完成空肠空肠侧侧吻合，这样做是为了防止空肠系膜扭转。完全性腹腔镜下消化道重建也可以做到这一点[4,5]。Roux-Y 吻合术中，系膜裂口可能会导致内疝形成。我们建议术中关闭空肠间系膜裂口和 Petersen 间隙。笔者通常选择进行结肠前胃空肠吻合，与结肠后路相比，操作更简单，内疝发生率更低[16]。

腹腔镜 Roux-Y 消化道重建的早期发展历程中，选择全腹腔镜下操作仅仅是为了减少手术切口的数量[4]。近十年来，随着器械设备和手术技术的进步，掀起了一股完全性腹腔镜下操作的热潮。虽然大多数经验丰富的外科医生都认为手术不单单是依赖于器械设备，但是我们认为完全腹腔镜下操作的广泛应用确实是微创外科领域的一大进步。

○ 参考文献 ○

[1] Goh P，Tekant Y，Isaac J，et al.The technique of laparoscopic Billroth Ⅱ gastrectomy. Surg Laparosc Endosc，1992，2：258-260

[2] Kitano S，Shimoda K，Miyahara M，et al.Laparoscopic approaches in the management of patients with early gastric carcinomas. Surg Laparosc Endosc，1995，5：359-362

[3] Wittgrove AC，Clark GW，Tremblay LJ.Laparoscopic gastric bypass，Roux-en-Y：preliminary report of five cases.Obes Surg，1994，4：353-357

[4] Uyama I，Sugioka A，Fujita J，et al.Completely laparoscopic extraperigastric lymph node dissection for gastric malignancies located in the middle or lower third of the stomach. Gastric Cancer，1999，2：186-190

[5] Takaori K，Nomura E，Mabuchi H，et al. A secure

technique of intracorporeal Roux-Y reconstruction after laparoscopic distal gastrectomy. Am J Surg, 2005,189:178-183

[6] Osugi H,Fukuhara K,Takada N,et al.Reconstructive procedure after distal gastrectomy to prevent remnant gastritis.Hepatogastroenterology,2004,51: 1215-1218

[7] Ishikawa M,Kitayama J,Kaizaki S,et al.Prospective randomized trial comparing Billroth I and Roux-en-Y procedures after distal gastrectomy for gastric carcinoma.World J Surg,2005,29:1415-1420,discussion 1421

[8] Nunobe S,Okaro A,Sasako M,et al.Billroth 1 versus Rouxen-Y reconstructions:a quality-of-life survey at 5 years.Int J ClinOncol,2007,12:433-439

[9] Kojima K,Yamada H,Inokuchi M,et al.A comparison of Roux-en-Y and Billroth-I reconstruction after laparoscopy-assisted distal gastrectomy.Ann Surg, 2008,247:962-967

[10] Hoya Y,Mitsumori N,Yanaga K.The advantages and disadvantages of a Roux-en-Y reconstruction after a distal gastrectomy for gastric cancer.Surg Today,2009,39:647-651

[11] Hirao M,Fujitani K,Tsujinaka T.Delayed gastric emptying after distal gastrectomy for gastric cancer. Hepatogastroenterology,2005,52:305-309

[12] Fujita T,Katai H,Morita S,et al.Short-term outcomes of Roux-en-Y stapled anastomosis after distal gastrectomy for gastric adenocarcinoma. J Gastrointest Surg,2010,14:289-294

[13] Matsui H,Okamoto Y,Nabeshima K,et al.Endoscopyassisted gastric resection:a safe and reliable procedure for tumor clearance during laparoscopic high distal or proximal gastrectomy.Surg Endosc,2009, 23:1146-1149

[14] Matsui H,Uyama I,Sugioka A,et al.Lymph node dissection by ultrasonically activated device and reconstruction following gastrectomy with linear stapling devices.Rinsho Geka,2003,58:1609-1613

[15] Gustavsson S,Ilstrup DM,Morrison P,et al.Roux-Y stasis syndrome after gastrectomy. Am J Surg, 1988,155:490-494

[16] Champion JK.Laparoscopic management of internal hernias and small bowel obstruction.In:Inabnet W, DeMaria E,Ikramuddin S (eds) Laparoscopic bariatric surgery.Lippincott Williams & Wilkins,Philadelphia,2005:250-256

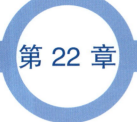

第 22 章

机器人手术在腹腔镜辅助远端胃癌切除术中的作用

Keun Won Ryu, Woo Jin Hyung, Nobuhiko Tanigawa, Sang-Woong Lee

一、引言

机器人手术系统可以克服普通腹腔镜手术过程中的许多不足之处[1,2]，使得利用微创方法开展复杂手术如前列腺癌根治、二尖瓣手术变成可能[3-6]。

对于早期胃癌，腹腔镜胃癌切除和淋巴结清扫相比较传统开腹手术已经被证实为一种相对比较安全、有效的外科方法[7,8]。第 1 例机器人胃癌手术报道于 2002 年，正在逐年增加。正如前列腺和心脏手术一样，腹腔镜胃癌切除淋巴结清扫被认为是最难的腹腔镜操作之一。因此，机器人手术被认为是胃癌手术的工具之一[10-12]。在此，对机器人胃癌手术现状和操作做详细阐述。

二、适应证

根据日本胃癌治疗指南，机器人胃癌手术适应证与腹腔镜手术相同[13]。到目前为止，对于应用微创技术进行进展期胃癌手术的安全性仍然存有争议[14,15]。多数机器人手术选择的病人应是经过胃镜、超声胃镜和 CT 检查评估为早期胃癌患者。依据日本癌研会相关规则，无论选择何种手术方式，均应按照标准的全胃、近端或远端胃癌切除联合 D1＋b 或 D2 淋巴结清扫手术步骤执行[13,16]。

三、手术室配置，患者体位和手术步骤

Da Vinci 手术系统（Sunnyvale，CA，USA）是唯一可以应用的外科手术机器人系统。图 22-1 显示的是机器人胃癌切除手术手术室配置。通常，助手位于患者左侧，器械护士位于右侧。病人仰卧位，头高脚低（15°），如图 22-2 所示。

机器人胃癌手术与腹腔镜手术过程基本类似[10,12]。全麻下，脐下置入 12mmTrocar 放入电视镜头，气腹压设定为 12mmHg，电视直视下分别置入 4 个 Trocar（1 个 12mm 和 3 个 8mm）。

助手可以应用脐水平左侧锁骨中线 12mmTrocar 进行血管夹止血和线形切割缝合（图 22-3）。Trocar 放置好后，外科机械臂系统从头部接近患者（图 22-2）。固定好后，与机械臂链接的 Trocar 可以插入机器人操作器械（图 22-4）

对于远端胃癌切除，手术可以沿横结肠向脾下极方向切除部分大网膜开始。自根部游离胃网膜左血管后，切除大弯侧脂肪组织至胃短血管。向右侧游离胃结肠韧带，自胃网膜右血管根部游离切断，将胰头部的脂肪组织完整切除。

分离十二指肠和胰头部的粘连。沿着胃十二指肠动脉向上游离至肝总动脉分叉处。为方便游离十二指肠上部区域，可以在十二指肠后方放置 4cm×4cm 纱布备用。待十二指肠球部完全游离

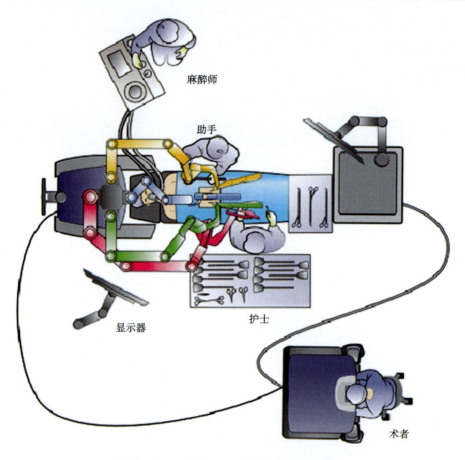

图 22-1　机器人胃癌切除术手术室配置

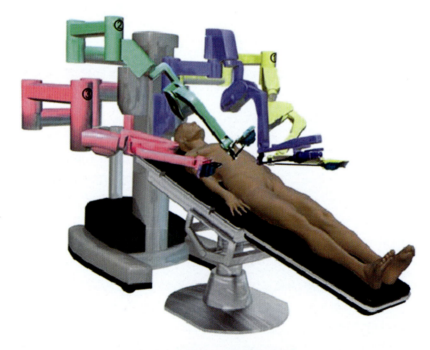

图 22-2　机器人系统和患者体位

机器人平台位于患者头部,患者 15°头高脚低位

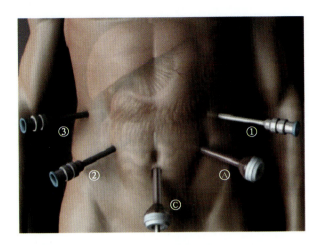

图 22-3　机器人胃癌切除术 Trocar 位置

通常使用 5 个 Trocar

①②③Trocar 与系统机械臂相连；ⓒTrocar 插入镜头；④助手 Trocar

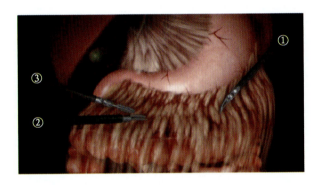

图 22-4　机器人胃癌切除术示范

三种主要的器械：①双极抓钳（Maryland 钳）；②超声刀；③Cardiere 钳

后，助手用腔镜切割闭合器将十二指肠横断。从肝十二指肠韧带开始切断肝胃韧带至食管裂孔右侧靠近肝的区域。沿着胃十二指肠动脉和肝固有动脉显露胃右动脉，从根部离断，将第 5 组淋巴结完整切除。在清扫肝总动脉周围淋巴结时，将显露出的胃左静脉从汇入门静脉或脾静脉处切断。自胃左动脉根部切断血管，清扫周围淋巴结。此时，可以将胃从腹膜后至右侧膈肌角游离出来。小弯侧淋巴结可以清扫到食管贲门交界部。将胃完整游离后，可以进行胃癌切除和吻合。切除和吻合可以在体内，也可以在体外进行，采用的技术与腹腔镜胃癌切除一样。常用的吻合方式有 BⅠ、BⅡ 和 Roux-en-Y 吻合方法。

至于全胃癌切除，操作流程基本与腹腔镜技术类似，只有两点不同：①脾胃韧带内胃短动脉切除；②省略了胃周软组织切除步骤。消化道重建技术同腹腔镜手术。可以用圆形或线形闭合器进行 Roux-en-Y 吻合。

四、结论

机器人辅助胃癌切除和淋巴结清扫安全、技术可行，手术效果令人满意。机器人辅助手术可以作为传统开腹和腹腔镜手术另一个选择。

● 参考文献 ●

[1] Berguer R.surgical technology and the ergonomics of laparoscopi instruments.Surg Endosc,1998,12：458-462

[2] Dakin GF,Gagner M.Comparison of laparoscopic skills performance between standard instruments and two surgical robotic systems. Surg Endosc,2003,17：574-579

[3] Mikhail AA,Orvieto MA,Billatos ES,et al.Robotic-assisted laparoscopic prostatectomy：first 100 patients with one year of follow-up.Urology,2006,68：1275-1279

[4] Nifong LW,Chitwood WR,Pappas PS,et al.Robotic mitral valve surgery：a United States multicenter trial.J Thorac Cardiovasc Surg,2005,129：1395-1404

[5] Patel VR,Thaly R,Shah K.Robotic radical prostatectomy：outcomes of 500 cases.BJU Int,2007,99：1109-1112

[6] Tatooles AJ,Pappas PS,Gordon PJ,et al.minimally invasive mitral valve repair using the da Vinci robotic system.Ann Thorac Surg,2004,77：1978-1982,discussion 1982-1974

[7] Kim MC,Kim KH,Kim HH,et al.Comparison of laparoscopy-assisted by conventional open distal gastrectomy and extraperigastric lymph node dissec-

tion in early gastric cancer.J Surg Oncol,2005,91: 90-94

[8] Kitano S,Shiraishi N,Uyama I,et al.A multicenter study on oncologic outcome of laparoscopic gastrectomy for early cancer inJapan.Ann Surg,2007,245: 68-72

[9] Hashizume M,Sugimachi K.Robot-assisted gastric surgery.Surg Clin North Am 83:1429-1444

[10] Kim MC,Heo GU,Jung GJ.Robotic gastrectomy for gastric cancer:surgical techniques and clinical merits.Surg Endosc,2010,24:610-615

[11] Song J,Kang WH,Oh SJ,et al.Role of robotic gastrectomy using da Vinci system compared with laparoscopic gastrectomy:initial experience of 20 consecutive cases.Surg Endosc,2009,23:1204-1211

[12] Song J,Oh SJ,Kang WH,et al.Robot-assisted gastrectomy with lymph node dissection for gastric cancer:lessons learned from an initial 100 consecutive procedures.Ann Surg,2009,249:927-932

[13] Nakajima T.Gastric cancer treatment guidelines in Japan.Gastric Cancer,2002,5:1-5

[14] Huscher CG,Mingoli A,Sgarzini G,et al.Laparoscopic versus open subtotal gastrectomy for distal gastric cancer:fiveyear results of a randomized prospective trial.Ann Surg,2002,241:232-237

[15] Memon MA,Khan S,Yunus RM,et al.Meta-analysis of laparoscopic and open distal gastrectomy for gastric carcinoma.Surg Endosc,2008,22:1781-1789

[16] Japanese Gastric Cancer A.Japanese Classification of Gastric Carcinoma-2nd English Edition. Gastric Cancer,1998,1:10-24

腹腔镜辅助全胃切除手术

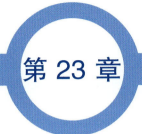

第 23 章

胃上部区域淋巴结清扫

Jun Isogaki，Ichiro Uyama，Hyung-Ho Kim，Young-Kyu Park

一、引言

腹腔镜全胃切除包含了胃癌切除手术的所有步骤。我们的手术技巧从胃上部开始：第 2 组淋巴结（贲门左）、第 4sa 组淋巴结（沿胃短血管）、第 11p 组和第 11d 组（沿脾动脉近端和远端）淋巴结清扫和脾切除术。

二、解剖

首先描述脾和胃上部解剖，根据日本胃癌分类（JCGC）进行区域淋巴结分组和胃癌分期[1]。我们的经验是如果胰尾没有足够的血供，则容易发生胰瘘。如需进行脾切除术，在离断脾动脉前都应仔细辨认，保护好胰尾动脉（图 23-1）。

左膈下动脉发自腹腔动脉或腹主动脉，沿左肾上腺内侧走行至膈肌（图 23-2）。贲门左淋巴结（第 2 组）沿左膈下动脉胃食管支分布，清扫该组淋巴结时的解剖标志是此分支从左膈下动脉分出的位置。

三、如何到达淋巴结清扫区域

全麻后取小截石位，双腿分开。术者站在患者右侧，第 1 助手位于患者左侧。应用 5 个 Trocar：双肋缘下、双中腹部和脐 Trocar。腹腔镜头（LTF type VH；Olympus Medical Systems，To-

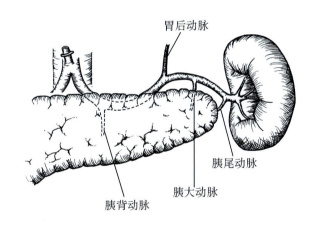

图 23-1　胰体和胰尾动脉

kyo，Japan）从脐 Trocar 进入，用牵开器牵开肝左外叶。

为靠近胃网膜左和胃短血管，首先助手用右手抓钳提起胃体，左手抓钳向下牵开胃结肠韧带。术者左手抓钳提起胃结肠韧带，右手应用超声刀。

为靠近胃上部背侧，横切腹段食管后，助手用抓钳向下卷起远端食管残端和胃上部。此手法可以扩大胃上部背侧手术视野。

到达胰腺上缘的方法有：裸化脾动脉和清扫第 11p 和 11d 组淋巴结时，可以用吸引器和小块纱布轻轻下压胰腺体部。此手法有助于充分显露

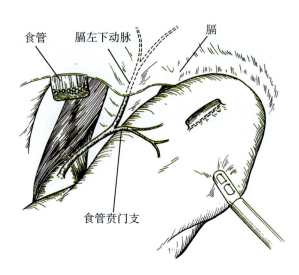

食管　膈左下动脉　　膈

食管贲门支

图 23-2　胃贲门周围动脉

胰腺上缘,扩大脾动脉周围术野。

四、清扫每组淋巴结边界

(一)第 2 组淋巴结

横断食管后向下牵开胃上部,可看到左膈下动脉食管贲门支。该分支从左膈下动脉分出点周围淋巴结是第 2 组淋巴结。

(二)第 10 组淋巴结

脾切除离断脾动脉,清扫第 10 组淋巴结时,应保护好胰尾动脉。如果没有发现此动脉,应在胰大动脉起始处离断脾动脉。

五、标准手术步骤

(一)胃上部大弯侧、胰尾和脾

根据肿瘤分期,有三种可选的手术方式:

(1)ⅠA 期保留脾,切断胃脾韧带而无需显露胃短血管根部。

(2)ⅠB 期保留脾,从胰尾和脾下极开始,自胃短血管根部切断,清扫第 4sa 组淋巴结。

(3)Ⅱ和Ⅲ期从胰腺和脾开始,切除脾后清扫第 11d 组淋巴结。

1. ⅠA 期(录像 1)　对于ⅠA 期胃癌,无需行脾切除手术。用 SonoSurg(Olympus Medical Systems,Tokyo,Japan)腹腔镜电凝刀和 LigaSure(TycoHealthcare Japan,Tokyo,Japan)(VSS)切断胃结肠韧带至脾下极。助手提起胃体和胃结肠韧带以显露术野。离断胃网膜左血

管,清扫第 4sb 和 4d 组淋巴结(沿胃网膜左、右动脉分布)。

使用 LCS 和 VSS 切断胃脾韧带。对于ⅠA 期胃癌无需显露胃短血管根部。裸化、切断胃后动脉。助手提起胃上部,术者切断胃膈韧带直至胃贲门部。需要注意的是第 4sa 淋巴结清扫并不彻底,此种手术操作只适用于非大弯侧胃癌。

2. ⅠB 期(录像 2)　对于ⅠB 期胃癌,需进行 D2 淋巴结清扫,不要求切除脾脏。用 LCS 和 VSS 切断胃结肠韧带至脾下极。离断脾结肠韧带,提起脾下极,切断胃网膜左血管,裸化脾动脉和静脉远端,于胃短血管根部切断清扫第 4sa 组淋巴结。第 11p 和 11d 组淋巴结交界处显露脾动脉。清扫第 11d 组淋巴结至脾门。清扫第 7、8a、9 组淋巴结,再清扫第 11p 组淋巴结。

3. Ⅱ和Ⅲ期(录像 3)　对Ⅱ期和Ⅲ期胃癌,需进行 D2 淋巴结清扫,同时切除脾。首先用 LCS 和 VSS 切断胃结肠韧带至脾脏。切断脾结肠韧带,提起脾下极。助手提起胃上部以显露胰腺。切断脾肾和脾膈韧带至脾上极,从腹膜后将脾脏抬起。横断食管后行脾切除和第 11d 组淋巴结清扫。

(二)胃贲门和脾切除(录像 4)

清扫第 6,7,8a 和 9 组淋巴结后,切断膈食管被膜和迷走神经,应用直线切割闭合器(ETS Flex 45;Ethicon Endo Surgery,Cincinnati,OH,USA)横断食管。助手"卷起"食管远端残端和胃上部,从左膈下动脉食管贲门支起始部清扫第 2 组淋巴结。从腹膜后向头侧抬起脾,切断脾膈韧带。

当不需要切除脾时,应从腹膜后分离胃上部后面。如需切除脾时,从胰床抬起胰体和胰尾,自腹腔干向脾清扫第 11d 组淋巴结。于胰尾动脉从脾动脉开始处游离脾动脉,夹闭后切断。此后自胰尾远端切断脾静脉,全胃癌切除时需要完成这些清扫步骤。

六、误区

横断食管前,沿胃上部游离清扫第 2 组淋巴结。横断食管后卷起胃上部,可以为游离胃上部背面提供好的手术视野。

○ 参考文献 ○

[1]　Association JGC. Japanese Classification of Gastric Carcinoma—2nd English Edition. Gastric Cancer，1998,1:10-24

第 24 章

腹腔镜全胃切除食管空肠吻合术

Hyung-Ho Kim, Young-Kyu Park, Ichiro Uyama

一、引言

食管空肠吻合是腹腔镜全胃癌切除术最重要的步骤。因没有标准的操作规范，所以目前对于手术步骤仍然存在争议。首要是横断食管的时机。对此有两个选择：清扫第 11d 和第 10 组淋巴结前或完成脾门周围淋巴结清扫后。我们倾向于前者，原因在于能够更好地显露脾门，更安全地清扫第 10 组淋巴结。

第二个问题是吻合方法。体外还是体内吻合？即使对于瘦小的患者，要在体外把圆形吻合器吻合器头放进食管也是非常困难的，因此我们倾向于体内吻合。

第三点是食管空肠吻合方式。目前主要有两种方式：第一，应用直线切割闭合器行空肠空肠侧侧吻合（图 24-1）；第二，用圆形吻合器做端侧吻合。我们倾向于端侧吻合，因为此法可以更好地确保阴性切缘，对大多数外科医生也能够熟练掌握。

二、食管空肠侧侧吻合（重迭法）

淋巴结清扫完成后，左右膈肌脚周围游离出足够长度的食管。胃食管交界部近端用直线切割闭合器横断食管（蓝钉，3.5mm 高度）。保留食管残端长度最少 50mm，待侧侧吻合用。

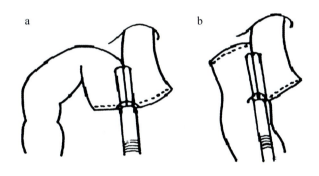

图 24-1　食管空肠侧侧吻合
a. 半环形结构；b. 重迭结构

结肠前提起空肠与横断的食管残端汇合，拟吻合部位做好标志。距标志点近端约 10cm 处用腔镜直线切割闭合器（白钉，2.5mm 高度）切断空肠。

用 45mm 直线切割闭合器（蓝钉，3.5mm 高度）行食管空肠吻合。食管横断切缘近端后壁切开小口（图 24-2）。此时应小心操作，确保打开食管黏膜，避免在黏膜下层造成"假腔"。之前标志的空肠肠壁打开小口后（图 24-3）插入 45mm 直线切割闭合器一个工作臂。将空肠提向食管，从食管开口处插入闭合器另一臂，激发闭合器完成空肠食管后壁侧侧吻合（图 24-4）。检查吻合口确保没有活动性出血（图 24-5）。食管空肠结合处开口应用 3-0 可吸收线连续缝合（图 24-6 和图 24-7）。

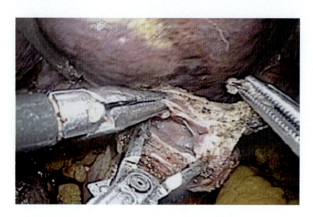

图 24-2　使用直线切割闭合器食管开口

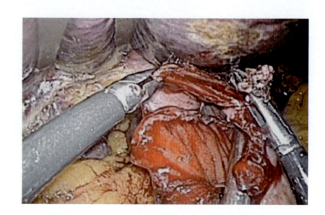

图 24-5　检查吻合缘和管腔是否存在活动性出血

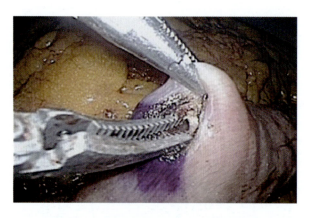

图 24-3　使用直线切割闭合器前空肠开口

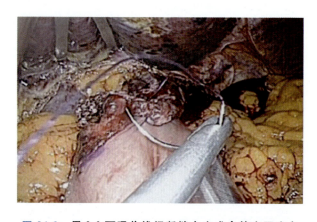

图 24-6　用 3-0 可吸收线间断缝合完成食管空肠吻合

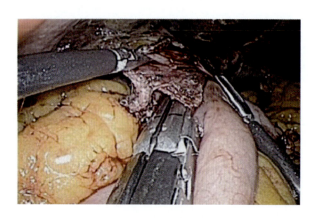

图 24-4　击发直线切割闭合器完成食管空肠吻合

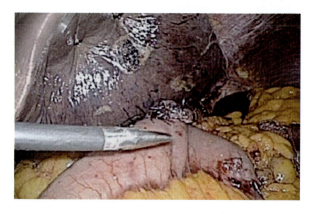

图 24-7　完成食管空肠吻合

　　距吻合口远端 10cm 空肠用无创抓钳夹闭后,通过胃管注入少量气体或稀碘以检查是否存在吻合口瘘,对可疑之处可应用 3-0 吸收线缝合。

　　应用腔镜直线切割闭合器(白钉,2.5mm

高度)完成空肠空肠侧侧吻合后即可完成 Roux-en-Y 吻合步骤。随后用 3-0 可吸收线缝合空肠开口。于食管空肠吻合口后方放置引流管。

三、应用新型腔镜荷包缝合器进行体内食管空肠端侧吻合

通常我们用 5 个 Trocar 来完成腹腔镜食管空肠端侧吻合（图 24-8）。术者用右侧两个 Trocar，助手用左侧两个 Trocar，脐部 Trocar 插入腹腔镜头。用缝线悬吊镰状韧带和肝左外叶（图 24-9）。完成游离和体内荷包缝合后，将左下腹 12mm Trocar 扩大成 3～4cm 辅助切口，用于取出标本，进行食管空肠吻合和空肠空肠侧侧吻合。

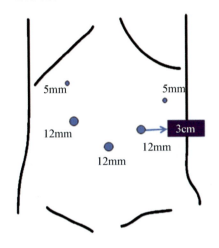

图 24-8 Trocar 位置

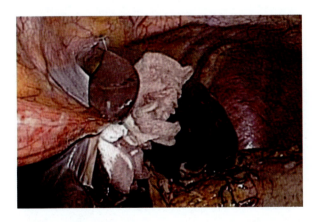

图 24-9 腹腔镜全胃癌切除术中悬吊镰状韧带和肝左外叶

根治性淋巴结清扫后，把新型荷包缝合器（图 24-10）通过位于脐左侧 12mm Trocar 进入。腹腔内打开缝合器两臂夹闭食管远端（图 24-11）。

荷包缝合器两臂穿入 2-0 propylene 线（Sur-

gipro；U. S. Surgical，Norwalk，CT，USA）。在荷包钳远端上止血钳（图 24-12），随后横断食管。

把左下部 Trocar 扩大至 3cm 辅助切口，放切口保护圈。提取胃壁，通过辅助小切口放入圆形吻合器头。

冷冻病理检查确认切缘阴性后，重新建立气腹。用腔镜抓钳把吻合器头放进食管，拉紧荷包缝合线腹腔镜下打结（图 24-13）。

距屈氏韧带下 20cm 处空肠用腔镜直线切割闭合横断。腹腔内用圆形吻合器行食管空肠吻合（图 24-14）。退出吻合器后，用腔镜直线切割闭合器（白钉、2.5mm 高度）闭合空肠断端（图 24-15）。体外空肠空肠吻合完成 Roux-en-Y 吻合（图 24-16）。

四、用经口插入吻合器头（OrVil™）行体内食管空肠端侧吻合

为减少体内食管空肠吻合手术可能出现的并发症，一些腹腔镜外科医生设计了一种自制的斜形吻合器头，可以在胃管引导下经口放入[1]。近年来出现了新型经口插入吻合器头（OrVil™；Covidien，Mansfield，MA，USA）。Jeong 和 Park 报道了体内应用 OrVil 进行食管空肠吻合的用处和安全性[2]。应用此种方法，可有效地减少意外并发症（肠道内容物污染或食管损伤），缩短手术时间。

与经口插入胃管类似，OrVil™ 是将吻合器头经口送入食管的一种装置（图 24-17）。胃管链接于 OrVil™ 吻合器头，在胃管引导下将其送入食管，通过剪开 OrVil™ 上的丝线，可以将胃管与 OrVil™ 分开。OrVil™ 斜形吻合器头可通过口腔和食管上部，与吻合器中心杆衔接时，吻合器头自动调整为平行状态。体内食管空肠吻合手术是通过圆形吻合器（EEA25；Covidien）与 OrVil™ 完成。

共放置 5 个 Trocar：脐两侧和脐共 3 个 12mm Trocar、上腹部双侧肋缘下 2 个 5mm Trocar（图 24-18）。完全游离腹段食管后，用腔镜直线切割闭合器横切食管，将 OrVil™ 管（PVC 管）经口送入食管。手术关键步骤是将 PVC 管连接的吻合器头送入口中，经咽部到达食管。应充分润滑吻合器头。整个过程通过腹腔镜头进行监

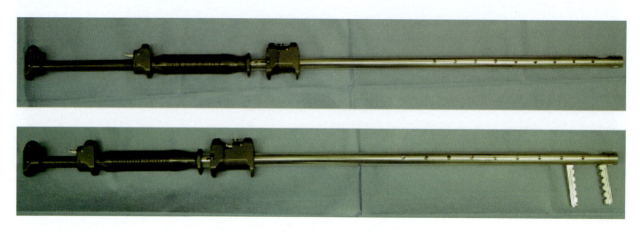

图 24-10 新型腹腔镜下荷包缝合钳

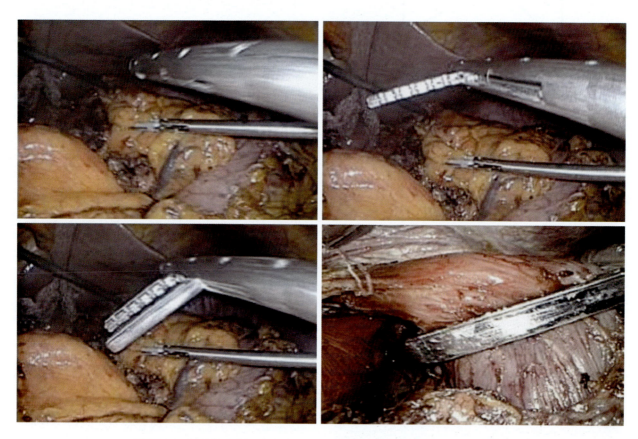

图 24-11 通过左下部 12mm Trocar 放入腹腔镜荷包钳，体内打开荷包钳

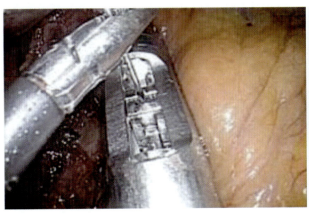
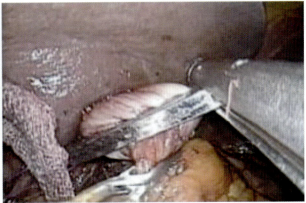

图 24-12　放置荷包钳和腹腔镜止血钳

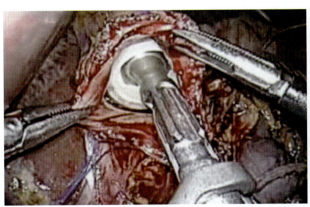
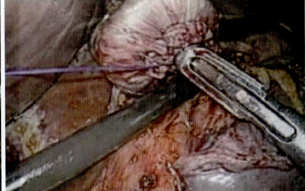

图 24-13　插入圆形吻合器头

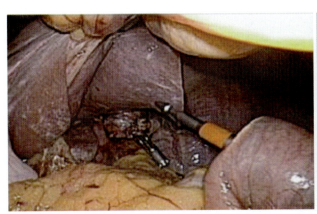
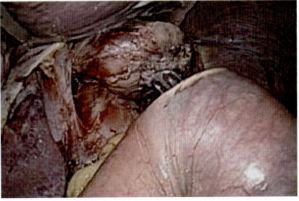

图 24-14　圆形吻合器行食管空肠端侧吻合

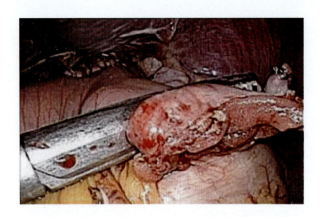

图 24-15　直线切割闭合器闭合空肠残端

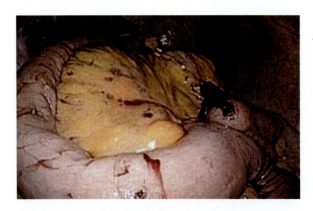

图 24-16　空肠空肠侧侧吻合

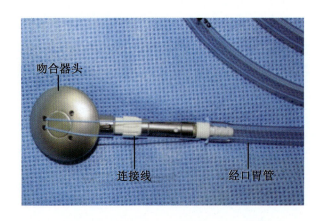

图 24-17　经口插入吻合器头（OrVil™）
　　PVC 管连接吻合器头，在胃管引导下经口插入，并与圆形吻合器中心杆连接

控。如术者认为 PVC 管已到达食管残端，可于食管残端左角或中央部切开小口（图 24-19a）。吻合

器头到达食管残端时，将 PVC 管沿左侧开孔拔出（图 24-19b）。剪断 PVC 管与吻合器头连接线后，二者分开，将 PVC 管从腹腔内拔出（图 24-19c，d）。食管残端周围生理盐水冲洗可防止术后腹腔感染。准备 Roux-en-Y 吻合的空肠位置做好标记后，上腹部（约接近屈氏韧带区）做 4cm 长辅助切口，将标本取出。将标记的空肠段从腹腔内取出行空肠空肠侧侧吻合，这样可完成 Roux-en-Y吻合。

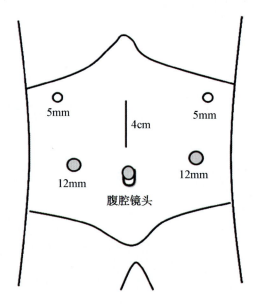

图 24-18　Trocar 位置和辅助小切口
U 为脐

　　腹腔内操作时，可以圆形吻合器套上手套，这样可以有效地维持气腹压力。在体外，将圆形吻合器插入空肠断端，用弹力带把空肠固定在中心杆上，以防止操作时空肠从吻合器中心杆脱落。然后把圆形吻合器送入腹腔中，通过紧贴着圆形吻合器的手术手套封闭开口以维持气腹压力。腹腔镜头经左下腹 Trocar 送入腹腔。衔接吻合器头和圆形吻合器中心杆，腹腔镜下完成吻合（图24-20a）。最后，用 45mm 腔镜直线切割闭合器闭合空肠残端（图 24-20b）。检查吻合口和腹腔，在食管空肠吻合周围放置引流管。术后内镜检查显示吻合口圆形、结构良好（图 24-21）。

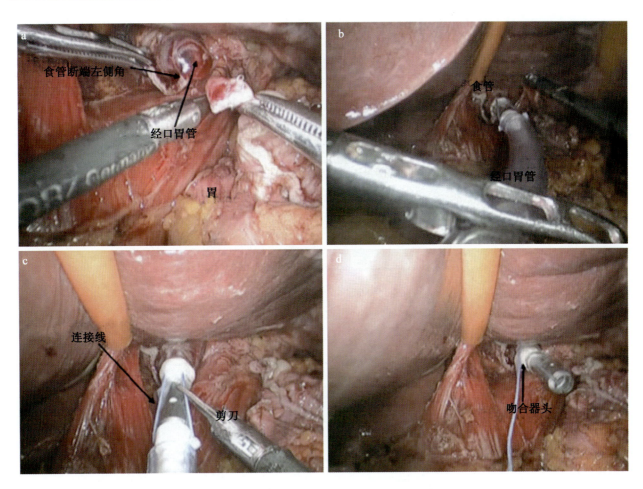

图 24-19 从食管末端取出 PVC 管和吻合器头

a. 当胃管到达食管残端,在左角处开小口;b. 从开口处拔出 PVC 管;c. 剪断 PVC 管与吻合器头连接线,将 PVC 管从腹腔取出;d. 最终图像

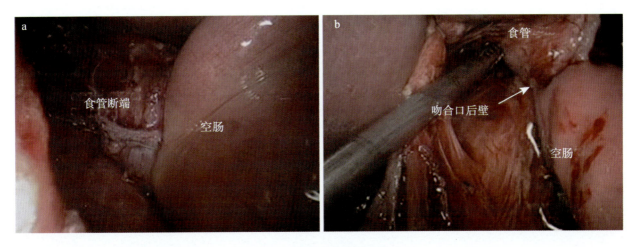

图 24-20 圆形吻合器体内吻合

a. 重新建立气腹后,腹腔镜下双重缝合食管空肠吻合口。通过左外 Trocar 放入腹腔镜头,视野更好。b. 腹腔镜下完成吻合

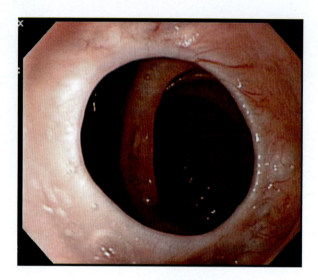

图 24-21 吻合 3 个月后内镜检查所见

参考文献

［1］ Tanimura S，Higashino M，Fukunaga Y，et al．Laparoscopic gastrectomy with regional lymph node dissection for upper gastric cancer．Br J Surg，2007，94：204-207

［2］ Jeong O，Park YK．intracorporeal circular stapling esophagojejunostomy using the transorally inserted anvil（OrVil）after laparoscopic total gastrectomy．Surg Endosc，2009，23：2624-2630

第六部分

腹腔镜胃癌切除手术术中和术后并发症

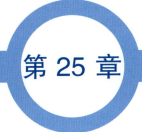

第 25 章

腹腔镜胃癌切除手术术中并发症

Tsuyoshi Etoh,Ho Young Chung, Min-Chan Kim

一、引言

日本内镜手术协会（JSES）进行的全国性调查结果显示腹腔镜胃癌切除手术逐年增加[1]。随着腹腔镜技术和器械的发展，外科医生可以完成多种复杂的腹腔镜手术，包括腹腔镜辅助全胃癌切除手术（LATG）、腹腔镜辅助近端胃癌切除术（LAPG）和腹腔镜下标准淋巴结清扫[2-4]。目前一些对照研究和Ⅱ期研究结果显示 LADG 联合 D2 淋巴结清扫在技术上是安全的、可行的[5-7]。对于腹腔镜胃癌切除联合 D2 淋巴结清扫治疗进展期胃癌，未来将会有更多、更安全的方法。

2010 年，JESE 第 10 届全国性调查中，腹腔镜辅助远端胃癌切除手术（LADG）术中并发症发生率为 1.1%[1,8]，而 LATG 术中并发症发生率为 2.7 %（表 25-1）。腹腔镜手术并发症类型与开腹手术相似，而并发症发生率正逐渐降低。这些数据说明腹腔镜胃癌手术正变得更加安全。

表 25-1 在第 10 届 JSES 全国调查中腹腔镜胃癌切除手术的术中并发症发生率

JSES 全国调查	第 7 届 （2002－2003）（%）	第 8 届 （2004－2005）（%）	第 9 届 （2006－2007）（%）	第 10 届 （2008－2009）（%）
腹腔镜辅助远端胃癌切除	3.5	1.9	1.7	1.1
腹腔镜辅助全胃癌切除	0.8	5.1	2.1	2.7
腹腔镜辅助近端胃癌切除	8.3	2.7	1.3	1.2

最近研究发现 LAG 术中并发症与患者合并症和术者手术经验有关[9-11]。先前研究报道证实，肥胖和肝病也是 LAG 并发症的危险因素[12-14]。

二、术中并发症的处理

所有 LAG 术中并发症，以出血和其他脏器损伤最常见（表 25-2），需要避免用超声刀工作臂直接接触血管和其他器官。此外,过度牵拉也可导致止血不够彻底。如果术野盲区随意抓提、烧灼,可能会造成意外出血。

术中并发症原因和处理:

1. 术中出血 对于术中出血,有效的办法是止血或切除引起出血的组织。如果是吻合口出血,则需要进行吻合口重建。操作仔细、手法轻柔可有效地预防术中出血。

表 25-2　腹腔镜胃癌切除手术术中并发症

原因	处理
腹腔内出血	简单止血
	因吻合口出血而重建
	器官切除，例如脾
内脏器官损伤	小肠或结肠修补
	脾和膀胱等器官切除
	由于胰腺损伤术后冲洗和引流
机械性问题	吻合口修补

2. 内脏器官损伤　如果出现内脏器官（例如结肠、脾、十二指肠、肝胆管道）损伤，应予以即刻修复或切除。

3. 器械问题　使用有质量问题的吻合器可导致吻合口瘘或出血。此时需进行吻合口修补。

4. 心肺功能障碍　虽然 LAG 手术中出现肺栓塞的情况极为罕有，但应予以术前心肺监护。

对有心肺疾病的患者，应予抗凝血等内科治疗。

三、术中并发症的预防

为减少 LAG 手术并发症的发生，需要不断提高手术水平。此外，术者应对每一个患者评估并发症发生的风险，密切注意术中和术后的处理。

新的外科技术和仪器的发展如血管闭合仪器、超声凝血器械和直线或圆形吻合器等使胃癌手术变得更为安全。例如，使用电凝刀可以很容易地切除肝总动脉周围组织。血管闭合仪器对于较薄组织切断如胃脾韧带是十分有用的。

广泛传播标准技术、开展教学和系统化培训，提高外科医生水平可以有效地减少手术并发症[15,16]。开设模拟器训练和动物实验可以锻炼腹腔镜操作，提高手术技巧。目前，日本 JSES 已经开始了腹腔镜手术相关专业考试。

● 参考文献 ●

[1] Japan Society for Endoscopic Survey. Nationwide survey on endoscopic surgery in Japan. J Jpn Soc Endosc Surg,2008,5:525-529 (in Japanese)

[2] Asao T,Hosouchi Y,Nakabayashi T,et al.Laparoscopically assisted total or distal gastrectomy with lymph node dissection for early gastric cancer.Br J Surg,2001,88:128-132

[3] Ikeda Y,Sasaki Y,Niimi M,et al.Hand-assisted laparoscopic proximal gastrectomy with jejunal interposition and lymphadenectomy. J Am Coll Surg,2002,195:578-581

[4] Tanimura S,Higashino M,Fukunaga Y,et al.Laparoscopic gastrectomy with regional lymph node dissection for upper gastric cancer. Br J Surg,2007,94:204-207

[5] Goh PM,Khan AZ,So JB,et al. Early experience with laparoscopic radical gastrectomy for advanced gastric cancer. Surg Laparosc Endosc Percutan Tech,2001,11:83-87

[6] Song KY,Kim SN,Park CH.Laparoscopy-assisted distal gastrectomy with D2 lymph node dissection for gastric cancer:technical and oncological aspects. Surg Endosc,2008,22:635-659

[7] Lee JH,Kim YW,Ryu KW,et al.A phase II clinical trial of laparoscopy-assisted distal gastrectomy with D2 lymph node dissection for gastric cancer patients.Ann Surg Oncol,2007,14:3148-3153

[8] Etoh T,Shiraishi N,Kitano S.Current trends of laparoscopic gastrectomy for gastric cancer in Japan. Asian J Endosc Surg,2009,2:18-23

[9] Kim MC,Kim W,Kim HH,et al. Risk factors associated with complication following laparoscopy-assisted gastrectomy for gastric cancer:a large scale Korean multicenter study. Ann Surg Oncol,2008,15:2692-2700

[10] Kim W,Song KY,Lee HJ,et al. The impact of comorbidity on surgical outcomes in laparoscopy-assisted distal gastrectomy:a retrospective analysis of multicenter results.Ann Surg,2008,248:793-799

[11] Ryu KW,Kim YW,Lee JH,et al.Surgical complications and the risk factors of laparoscopy-assisted distal gastrectomy in early gastric cancer. Ann Surg Oncol,2008,15:1625-1631

[12] Ueda J,Ichimiya H,Okido M,et al.The impact of visceral fat accumulation on laparoscopy-assisted distal gastrectomy for early gastric cancer.J Laparoendosc Adv Surg Tech A,2009,19:157-162

[13] Hwang SH,Park do J,Jee YS,et al.Risk factors for operative complications in elderly patients during laparoscopy-assisted gastrectomy.J Am Coll Surg,

2009,208:186-192

[14] Etoh T,Shiraishi N,Tajima M,et al.Transient liver dysfunction after laparoscopic gastrectomy for gastric cancer patients.World J Surg,2007,31:1115-1120

[15] Birkmeyer JD,Siewers AE,Finlayson EV,et al.Hospital volume and surgical mortality in theUnited States.N Engl J Med,2002,346:1128-1137

[16] Smith DL,Elting LS,Learn PA,et al.Factors influencing the volume-outcome relationship in gastrectomies:a population-based study.Ann Surg Oncol,2007,14:1846-1852

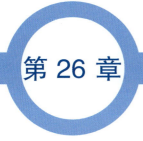

第 26 章

并发症相关危险因素

Min Chan Kim, Ho Young Chung, Tetsu Fukunaga

一、并发症相关的危险因素

对于 I 期胃癌,腹腔镜辅助胃癌切除术总体并发症发生率≤1％[1]。术后并发症包括瘘、出血、腹腔脓肿或积液、吻合口狭窄和切口感染。在韩国和日本,约 13.4％的 I 期胃癌患者[2-7](表26-1)行 LAG 后出现以上并发症,而西方国家此类患者[8-12](表 26-2)约为 20.2％,原因在于更多的进展期胃癌、全胃切除和西方国家发病率低经验不足。

表 26-1　东方国家腹腔镜胃癌切除手术后并发症发生率

研究设计	研究(年)	病例数	并发症率(％)
单中心,回顾性	Tanimura (2008)[2]	612	5.0
	Park (2008)[3]	300	21.9
	Lee (2009)[4]	473	8.0
	Lee (2010)[5]	601	17.0
多中心,回顾性	Kitano (2007)[6]	1185	14.4
	Kim (2008)[1]	1485	14.0
多中心,回顾性,随机	Kim (2010)[7]	172	11.6
总数		4828	13.4

表 26-2　西方国家腹腔镜胃癌切除手术后并发症发生率

研究设计	研究(年)	国家	病例数	并发症率(％)
单中心,回顾性	Pugliese (2007)[8]	意大利	48	10
	Strong (2009)[9]	美国	30	26
	Allieta (2009)[10]	意大利	38	8
	Roig-Garcia (2008)[11]	西班牙	56	19.6
单中心,回顾性	Huscher (2005)[12]	意大利	30	23.3
总数			168	20.2

回顾性分析两个大样本多中心研究[1,6]和一个前瞻性随机多中心研究[7]发病率和死亡率情况（表26-3），最严重和重要的术后并发症是吻合口瘘（1.6％）和腹腔出血（1.2％）。部分患者二次

手术后出现弥散性血管内凝血（DIC）或败血症。这些并发症的出现令外科医生和患者家属对选择腹腔镜手术而感到困惑。

表 26-3 腹腔镜胃癌切除手术后并发症

研究	病例数	吻合口瘘	腹腔脓肿/积液	腹腔出血	吻合口狭窄
Kitano[6]	1185	25	17	13	35
Kim[1]	1484	18	19	20	8
Kim[7]	172	3	1	3	0
总数	2841	46（1.6％）	37（1.3％）	36（1.2％）	43（1.5％）

二、如何处理以下腹腔镜胃癌切除手术并发症

最好的方法就是预防。

（一）吻合口瘘

胃癌切除术后吻合口瘘十分严重。除食管空肠吻合外，其他部位瘘可引起大量消化液丢失。瘘出液体如果引流不够充分可侵蚀血管而造成大出血。大约1/3吻合口瘘需要再次手术，非手术治疗无法稳定患者病情[13]。胃部分切除术后出现胃、十二指肠吻合口瘘需要再次手术放置多个引流管。渗漏严重的患者，可行肠襻或Roux-en-Y吻合。十二指肠残端瘘再次手术需要放置多个引流管。全胃切除术后发生食管空肠瘘需进行脓肿引流。出现吻合口瘘的患者二次手术时需要放置空肠营养管。2/3吻合口瘘患者可以超声引导下经皮穿刺引流和支持治疗后康复[13]。此种治疗方法依赖于介入放射科医生的支持。

（二）出血

术后出血需要精确评估出血程度和确认患者不存在凝血系统疾病。非手术治疗和内镜下治疗可控制管腔内出血。接近一半的腹腔内出血患者需要二次手术。腹腔内出血最常见的部位是脾、大网膜、胰头、肝、镰状韧带和辅助小切口。大约一半腹腔内出血患者可经过非手术治疗好转[13]。

（三）腹腔脓肿/积液

多数腹腔脓肿或积液患者可通过抗生素治疗或超声引导下经皮穿刺引流得以治疗。第二个由吻合口微漏引起的积脓或积液可用水溶性非透射线染剂通过放射试验来排除。

（四）吻合口狭窄

几乎所有吻合口狭窄患者可通过1个或2个内镜下气球扩张术成功治疗。吻合口水肿和炎性或复发性肿瘤外在压迫造成的狭窄可通过腹部CT或内镜排除。吻合口水肿可通过胃肠减压非手术治疗好转[13]。

（五）超声刀等凝血器械造成的损伤

早期进行的LAG手术过程中，应用超声刀等凝血器械高温工作臂接触血管或脏器可引起在动脉假性动脉瘤延迟破裂或结肠穿孔。术后任何一种损伤都可引起死亡。

三、并发症相关危险因素

通过大样本回顾性分析结果显示，LAG术后并发症相关危险因素包活患有基础疾病的患者和术者经验不足[1,3,14,15]表26-4。

（一）伴随多发基础疾病

患有多发基础疾病是评估局部或系统性并发症最重要的因素。患1~2种基础疾病的患者比没有基础病的患者发生并发症的风险提高1.30~2.38倍，二次手术的风险提高了5.662倍。有3种基础病以上的患者比少于2个或无基础病的患者发生局部和系统性并发症发生率更高[16]，对于患有多种基础病的患者应格外小心，这样有助于减少术后并发症的发生。

（二）手术经验

一研究发现不足50例手术经验的术者比富有经验的术者开展腹腔镜胃癌手术时，患者发生并发症的风险高1.608~2.975倍，二次手术风险高3.008倍[1]。LAG学习曲线提示，术者需对

LAG 手术非常熟练,至少约完成 50 例[17]。因此,对 LAG 经验不足的术者应严格选择合适的患者,尽量减少二次手术。当外科医生得到更多的经验时,非肥胖的女性患者是最佳的选择。

(三)年龄

患者年龄是一个与系统性并发症相关的独立危险因素[16]。Dutch 研究显示相同的结果:大于 65 岁的患者被认为对于医源性死亡和并发症的重要危险因素。

(四)肥胖

一段时间以来,术者认为肥胖可增加术后并发症发生率。东方国家并不认为肥胖是 LAG 术后并发症的独立危险因素。因为 LAG 胃癌患者平均体重指数(BMI)是 23kg/m² 。仅有 11.6% 的患者 BMI≥27kg/m² 入组了大样本回顾性研究[1]。

表 26-4　腹腔镜胃癌切除后并发症相关的危险因素

研究设计	研究(年)	病例数	因素(比值比)
单中心,回顾性	Park (2008)[3]	300	术者经验(2.519)
			伴随多个基础病(2.381)
	Ryu (2008)[14]	347	术者经验 (2.975)
			过度的淋巴结清扫(2.832)
	Hwang (2009)[15]	632	伴随多个基础病 (1.3)
多中心,回顾性	Kim (2008)[1]	1485	术者经验(1.608)
			伴随多个基础病(1.595)

● 参考文献 ●

[1] Kim MC,Kim W,Kim HH,et al.Risk factors associated with complication following laparoscopy-assisted gastrectomy for gastric cancer:a large-scale Korean multicenter study. Ann Surg Oncol,2008,15:2692-2700

[2] Tanimura S,Higashino M,Fukunaga Y,et al.Laparoscopic gastrectomy for gastric cancer:experience with more than 600 cases. Surg Endosc,2008,22:1161-1164

[3] Park JM,Jin SH,Lee SR,et al.Complications with laparoscopically assisted gastrectomy:multivariate analysis of 300 consecutive cases. Surg Endosc,2008,22:2133-2139

[4] Lee SE,Ryu KW,Nam BH,et al.Technical feasibility and safety of laparoscopy-assisted total gastrectomy in gastric cancer:a comparative study with laparoscopy-assisted distal gastrectomy. J Surg Oncol,2009,100:392-395

[5] Lee SW,Nomura E,Bouras G,et al.Long-term oncologic outcomes from laparoscopic gastrectomy for gastric cancer:a single-center experience of 601 consecutive resections.(601 cases).J Am Coll Surg,2010,211:33-40

[6] Kitano S,Shiraishi N,Uyama I,et al.A multicenter study on oncologic outcome of laparoscopic gastrectomy for early cancer inJapan. Ann Surg,2007,245:68-72

[7] Kim HH,Hyung WJ,Cho GS,et al.Morbidity and mortality of laparoscopic gastrectomy versus open gastrectomy for gastric cancer:an interim report:a phase Ⅲ multicenter,prospective,randomized Trial (KLASS trial).Ann Surg,2010,251:417-420

[8] Pugliese R,Maggioni D,Sansonna F,et al.Total and subtotal laparoscopic gastrectomy for adenocarcinoma.Surg Endosc,2007,21:21-27

[9] Strong VE,Devaud N,Allen PJ,et al.Laparoscopic versus open subtotal gastrectomy for adenocarcinoma:a case-control study.Ann Surg Oncol,2009,16:1507-1513

[10] Allieta R,Nardi M Jr,Brachet-Contul R,et al.Laparoscopic gastrectomy for treatment of advanced gastric cancer:preliminary experience on 38 cases.Minerva Chir,2009,64:445-456

[11] Roig-García J,Gironés-Vilá J,Garsot-Savall E,et al.Laparoscopic gastrectomy in gastric cancer:experience in a series of 56 patients.Cir Esp,2008,83:65-70

[12] Huscher CG,Mingoli A,and Sgarzini G,et al.Lapa-

roscopic versus open subtotal gastrectomy for distal gastric cancer：fiveyear results of a randomized prospective trial. Ann Surg，2005，241：232-237

[13] Kim MC，Choi HJ，Jung GJ，et al. Techniques and complications of laparoscopy-assisted distal gastrectomy for gastric cancer. Eur J Surg Oncol，2007，33：700-705

[14] Ryu KW，Kim YW，Lee JH，et al. Surgical complications and the risk factors of laparoscopy-assisted distal gastrectomy in early gastric cancer. Ann Surg Oncol，2008，15：1625-1631

[15] Hwang SH，Park do J，Jee YS，et al. Risk factors for operative complications in elderly patients during laparoscopy-assisted gastrectomy. J Am Coll Surg，2009，208：186-192

[16] Kim W，Song KY，Lee HJ，et al. The impact of comorbidity on surgical outcomes in laparoscopy-assisted distal gastrectomy：a retrospective analysis of multicenter results. Ann Surg，2008，248：793-799

[17] Kim MC，Jung GJ，Kim HH. Learning curve of laparoscopyassisted distal gastrectomy with systemic lymphadenectomy for early gastric cancer. World J Gastroenterol，2005，11：7508-7511

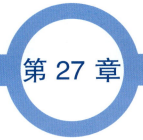

第 27 章

吻合口瘘的发生和处理

Michitaka Fujiwara, Yasuhiro Kodera, Gyu-Seok Cho, Seung Wan Ryu

一、介绍

尽管吻合口并发症如瘘、狭窄、出血相当少见。但是这些并发症可延长住院时间,这样就失去了微创手术本应带来的益处。本章着重强调吻合口瘘的处理,根据文献报道及作者自己的经验来探讨最理想的处理方法。

二、吻合口并发症的发生

外科医生通过学习曲线后,吻合口并发症是比较少见的。根据 2005 年以后的文献报道,腹腔镜远端胃癌切除手术(LADG)后吻合口瘘发生率(包括十二指肠残段瘘)为 0%～3.9%[1-12],两个多中心研究数据在 1.1%[13]～2.1%[14]波动。单中心研究的吻合口狭窄发生率为 0%～3.8%[1-4,8-10,12],多中心数据为 0.8%[13]和 3.0%[14]。Kojima 等报道 Roux-Y 与 Billroth Ⅰ吻合比较,吻合口瘘和狭窄发生率较低[10]。

一个单中心研究中详细分析了 601 例 DG、保留幽门胃癌手术(PPG),近端胃癌切除术(PG)和全胃切除(TG)患者资料。DG 吻合口瘘发生率为 3.9%、4%(PPG)、7.5%(PG)、11.1%(TG),十二指肠残端瘘发生率分别为 1.0%(DG)、0%(PPG、PG、TG)。吻合口狭窄发生率,分别 1.0%(DG)、1.4%(PPG)、3.8%(PG)和

3.7%(TG)[12]。这个研究说明除 DG 手术外,PG和 TG 消化道重建方法仍然有足够提高空间。

另一个大型医疗机构单中心研究结果显示,612 例病例中,吻合口瘘发生率分别为 1.3%(DG)、7.1%(PG)、和 1.2%(TG),十二指肠残端瘘发生率分别为 0.3%(DG)、0%(PG)、和 2.4%(TG)[7],说明了 TG 较好结果,但是 PG 后吻合口瘘发生率仍然较高。Kitano 等总结了日本顶尖医院研究数据:吻合口瘘发生率为 2.1%(DG)和 0%(TG),吻合口狭窄发生率为 3.0%(DG)、5.6%(PG)和 0%(TG)。尽管 TG 手术的患者数量不多,但 TG 吻合口并发症发生率较小[14]。

Kim 等报道了一个韩国研究结果显示患者年龄、性别、基础疾病,消化道重建方式和外科医生经验都与术后手术并发症有关。与吻合口并发症相关的基础疾病包括心脏疾病、糖尿病和高血压。因此,经验不够丰富的外科医生在处理这些患者时应特别小心[13]。

三、回顾性分析作者 338 例患者治疗经验

1997—2010 年间,作者完成腹腔镜胃癌 274例 DG(Billroth Ⅰ,253 例;Roux-Y 21 例)、47 例PPG 和 17 例 TG。13 例患者出现吻合口裂开,2例吻合口溃疡和狭窄,1 例吻合口出血(表 27-1)。

表27-1 吻合口问题的案例（外科Ⅱ，Nagoya大学医学院，1997—2010）

病例（瘘）	手术年	年龄	性别	合并疾病	BMI	手术	淋巴结清扫	吻合	分期	失血量	手术时间(min)	瘘位置	其他并发症	术后荧光显影	进食时间	出现并发症	处理	拔除引流管
1	1998	65	M	糖尿病	23.3	LADG	D1+#7,8a,9	毕Ⅰ	1A	752	230	胃、十二指肠吻口	切口感染		术后5d	术后7d	观察性引流→治疗性引流	术后34d
2	1999	55	M		21.8	LDG	D1+#7,8a,9	毕Ⅰ	1A	150	325	胃、十二指肠吻口		术后6d（无问题）	术后7d	术后8d	观察性引流→治疗性引流	术后32d
3	1999	68	M	高血压、糖尿病	22.1	LADG	D1+#7,8a,9	毕Ⅰ	1B	110	240	胃、十二指肠吻口		术后5d（无问题）	术后6d	术后7d	观察性引流→治疗性引流	术后36d
4	1999	58	M		24.3	LADG	D1+#7,8a,9	毕Ⅰ	1A	288	240	十二指肠		术后5d（无问题）	术后6d	术后8d	观察性引流→治疗性引流	术后36d
5	1999	74	M	高血压、慢性丙肝	22.1	LADG	D1+#7,8a,9	毕Ⅰ	1A	165	230	胃、十二指肠吻口	吻合口溃疡、出血		术后35d	术后6d	观察性引流→治疗性引流	术后33d
6	1999	47	M		27.3	LDG	D1+#7,12a	毕Ⅰ	1A	5	270	残胃		术后17d（瘘）	术后6d	术后17d	CT引导下引流	术后8d
7	2000	69	M	糖尿病	24.0	LDG	D1+#7,	毕Ⅰ	1A	2	220	十二指肠	胰瘘	术后4d（无问题）	术后8d	术后24d	置管引流	术后12d
8	2001	54	M	糖尿病、慢性丙肝	23.3	LADG	D2	毕Ⅰ	1A	50	245	胃、十二指肠吻口		术后6d（无问题）	术后6d	术后15d	只需禁食	术后7d
9	2003	65	M	帕金森	25.8	LADG	D1+#7,8a,9	毕Ⅰ	1A	1629	430	胃、十二指肠吻口	胰瘘、切口感染	术后7d（无问题）	术后7d	术后14d	超声引导下引流	术后5d
10	2003	75	M	Gaut	25.2	LADG	D1+#7,	毕Ⅰ	1A	40	190	胃、十二指肠吻口		术后9d（瘘）	术后3d	术后9d	只需禁食	术后3d
11	2005	34	M		23.9	LADG	D2	Roux-Y	1A	129	195	十二指肠残端			术后3天	术后7天	CT、超声引导下引流	术后4d
12	2008	66	F		25.0	LDG	D1+#7,8a,9	毕Ⅰ	1A	263	206	胃、十二指肠吻口		术后11d（瘘）	术后3d	术后10d	只需禁食	无引流
13	2009	65	M	高血压、心绞痛、闭塞性动脉硬化	22.4	LAPPG	D1+#7,8a,9,11p-#5	胃胃端端吻合	1A	110	185	胃、十二指肠吻口	切口感染	术后9d（瘘）	术后4d	术后9d	CT引导下引流	无引流

其他

序号	年份	年龄	性别	合并症	BMI	手术方式	淋巴结清扫	重建方式	分期			并发症				处理	
14	2006	67	M	糖尿病,心绞痛	21.0	LADG	D2	Roux-Y	1B	150	300	吻合口瘘场,狭窄	术后3d（狭窄）	术后36d	术后4d	内镜下气球扩张张	术后7d
15	2007	71	F	高血压,心绞痛,慢性心衰	24.1	LADG	D1＋#7,8a 9	毕I	1A	5	117	吻合口糜烂,出血		术后3d	术后5d	内镜下钳夹	术后3d
16	2007	78	M	糖尿病	26.6	LTG	D1＋#7,8a 9,11	Roux-Y	1A	139	290	吻合口瘘场,狭窄	术后4d（狭窄）	术后19d	术后4d	只需禁食	术后6d

LADG:腹腔镜辅助下远端胃癌切除手术;LDG:腹腔镜远端胃癌切除手术;LAPPG:腹腔镜辅助幽门保留胃癌切除手术;LTG:腹腔镜全胃癌切除手术

最先开始的 50 例患者中,有 16 例出现吻合口瘘(46%)[15]。表明了学习曲线的重要性。进一步分析这 16 例患者资料,发现有 11 例患有基础疾病:6 例糖尿病,4 例高血压,3 例缺血性心脏疾病,2 例慢性肝炎。

所有吻合口瘘患者经保守治疗后康复。3 例吻合口裂开较小的患者经禁食和肠外营养治愈。另外 5 例患者术中放置的引流管被用作治疗性引流管。考虑到逆行感染或不可预测的损伤,延长引流管放置时间并不会带来好处。起初,放置引流管的时间比真正需要的时间长。3 例患者在术后 5d 或 6d 进行造影检查未显示异常,但发现引流液在此处有残留,最终患者进食后出现吻合口瘘。第 3 例患者在胃里发现引流管末端(图 27-1)。说明引流管放置时间过长会造成吻合口机械性摩擦,导致医源性损伤。对于大部分后期出现

吻合口瘘的患者可以应用超声或 CT 介入技术引导下重新放置引流管。重新放置引流管时需要腹部辅助小切口,特别伤口化脓的患者尤其如此(图 27-2)。引流管末端胀肿腔最终缩小为瘘管。尽管已经有了这些经验,但是在 DG 术中我们不再放置引流管。引流液中淀粉酶的水平对预测胰腺并发症非常有帮助[16]。目前我们主要对以下情况放置引流管:行 TG 手术患者、存在基础疾病和(或)肥胖患者、术中可能胰腺可疑损伤的患者。根据临床指标和引流液中淀粉酶水平(<1000U/L),可以在术后 1d 移除引流管。

我们简要介绍吻合口狭窄和出血的处理。对吻合口狭窄患者可以行内镜下球囊扩张术。对出血患者,可以行内镜下止血。DG 手术的患者应给予质子泵抑制药。

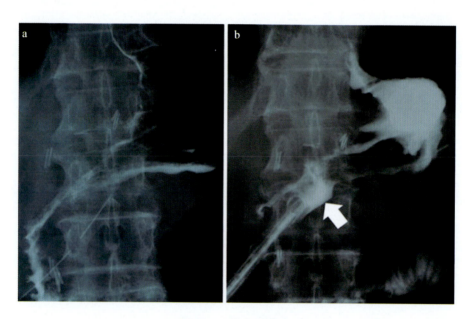

图 27-1 第 3 例患者

a. 术后 5d 荧光检查显示没有渗漏;b. 术后 7d 荧光检查,引流液已经渗透进入胃壁内

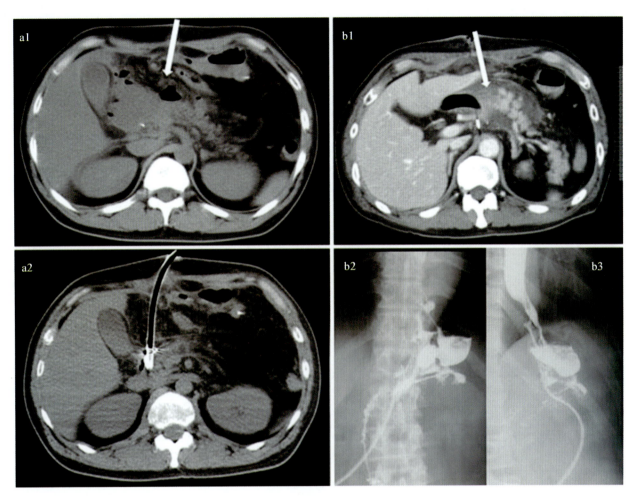

图 27-2

a. 第 11 例患者。CT 和超声引导下通过腹部辅助小切口在十二指肠残端周围放置引流管。b. 第 13 例患者。b1. CT 引导下十二指肠残端周围引流，引流残胃后面的脓液。b2. 后面观。b3. 侧面观

◉ 参考文献 ◉

［1］ Noshiro H，Nagai E，Shimizu S，et al. Laparoscopi-callyassisted distal gastrectomy with standard radical lymph node dissection for gastric cancer. Surg Endsc，2005，19：1592-1596

［2］ Huscher CGS，Mingoli A，Sgarzini G，et al. Laparoscopic versus open subtotal gastrectomy for distal gastric cancer. Ann Surg，2005，241：232-237

［3］ Song KY，Kim SN，Park CH. Laparoscopy-assisted distal gastrectomy with D2 lymph node dissection for gastric cancer：technical and oncologic aspects. Surg Endosc，2008，22：655-659

［4］ Lee JH，Yom CK，Han H-S. Comparison of long-term outcomes of laparoscopy-assisted and open distal gastrectomy for early gastric cancer. Surg En-

dosc，2009，23：1759-1763

［5］ Makino H，Kunisaki C，Izumizawa Y，et al. Effect of obesity on laparoscopy-assisted distal gastrectomy compared with open distal gastrectomy for gastric cancer. J Surg Oncol，2010，102：141-147

［6］ Lee JH，Kim YW，Ryu KW，et al. A Phase-Ⅱ clinical trial of laparoscopy-assisted distal gastrectomy with D2 lymph node dissection for gastric cancer patients. Ann Surg Oncol，2007，14：3148-3153

［7］ Tanimura S，Higashino M，Fukunaga Y，et al. Laparoscopic gastrectomy for gastric cancer：experience with more than 600 cases. Surg Endosc，2008，22：1161-1164

［8］ Wei JM，Shiraishi N，Goto S，et al. Laparoscopy-assisted distal gastrectomy with D1 ＋ b compared with D1 ＋ a lymph node dissection. Surg Endosc, 2008,22:955-960

[9] Fujiwara M,Kodera Y,Miura S,et al.Laparoscopy-assisted distal gastrectomy with systemic lymph node dissection:a phase Ⅱ study following the learning curve.J Surg Oncol,2005,91:26-32

[10] Kojima K,Yamada H,Inokuchi M et al (2008) A Comparison of Roux-en-Y and Billroth-I reconstruction after laparoscopy－assisted distal gastrectomy. Ann Surg 247:962-967

[11] Strong VE,Devaud N,Allen PJ et al (2009) Laparoscopic versus open subtotal gastrectomy for adenocarcinoma:a case-control study. Ann Surg Oncol 16:1507-1513

[12] Lee SW,Nomura E,Bouras G et al (2010) Long-term oncologic outcomes from laparoscopic gastrectomy for gastric cancer:a single-center experience of 601 consecutive resections. J Am Coll Surg 211:33-40

[13] Kim W,Song KY,Lee HJ et al (2008) The impact of comorbidity on surgical outcomes in laparoscopy-assisted distal gastrectomy:a retrospective analysis of multicenter results. Ann Surg 248:793-799

[14] Kitano S,Shiraishi N,Uyama I et al (2007) A multicenter study on oncologic outcome of laparoscopic gastrectomy for early cancer in Japan. Ann Surg 245:68-72

[15] Fujiwara M,Kodera Y,Kasai Y et al (2003) Laparoscopy-assisted distal gastrectomy with systemic lymph node dissection for early gastric carcinoma:a review of 43 cases. J Am Coll Surg 196:75-81

[16] Iwata N,Kodera Y,Eguchi T et al (2010) Amylase concentration of the drainage fluid as a risk factor for intra-abdominal abscess following gastrectomy for gastric cancer. World J Surg 34:1534-1539

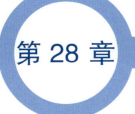

第 28 章

其他并发症（包括肥胖和高龄患者腹腔镜辅助远端胃癌切除手术）

Gyu-Seok Cho, Seung Wan Ryu, Kazuyuki Kojima

一、介绍

随着腹腔镜手术的优势逐渐被外科医生所了解，利用腹腔镜技术进行早期胃癌切除的病例快速增加。考虑到围术期风险因素，对于年龄偏大和肥胖患者并不推荐使用腹腔镜技术进行胃癌手术。

本章重点讲述高龄和肥胖患者腹腔镜胃癌切除过程中可能出现的并发症。

二、高龄患者腹腔镜胃癌切除手术

21 世纪趋向老龄化。韩国和日本人寿命分别为 78.7 岁和 82.1 岁[1,2]。韩国胃癌高发年龄 75 和 79 岁[3]，年龄越大，胃癌死亡率越高。对于早期胃癌患者可以进行腹腔镜手术，但对于高龄患者是否应用腹腔镜仍然是外科医生犹豫的问题。回顾性研究结果提示，对年龄偏大的胃癌患者行腹腔镜手术时应更加小心。

对比和总结高龄胃癌患者行腹腔镜胃癌切除手术相关研究结果（表 28-1）[4-9]。尽管高龄患者比年轻患者合并基础疾病的可能性更大，但腹腔镜胃癌手术后并发症发生率和恢复过程却是相同的。

前期研究分析了影响高龄胃癌患者并发症发生的因素。Yasuda 等报道高龄患者腹腔镜胃癌切除术后并发症与伴随疾病有关，特别是伴有心血管疾病的患者[4]。Hwang 等同样报道了伴随疾病与

腹腔镜手术并发症有关[7]，高血压和肝硬化是术后并发症的危险因素。Cho 等报道术后并发症与伴随疾病高度相关，患有心血管疾病的高龄患者出现腹腔内并发症的可能性比较大，尤其是一些主要的并发症，如吻合口瘘和腹腔腔内出血[9]。前面的研究存在的共同点是同时患有胃癌和心血管疾病的高龄患者容易出现更多的并发症。CO_2 气腹增大了腹腔压力和腹膜对二氧化碳的吸收，但对心血管作用的机制仍不完全清楚。对年龄偏大伴有心血管疾病的患者尽量使用低压力气腹和免气腹腹腔镜方法。

一个研究主要对象是高龄胃癌患者（年龄＞80 岁），结果显示尽管年龄大，患有心血管疾病的患者出现更多的并发症，术后过程在年龄大和更老的腹腔镜胃癌切除术患者是相似的[9,10]。

三、肥胖患者腹腔镜胃癌切除术

韩国和日本的饮食习惯逐渐趋于西化，肥胖人群不断增加。多项开腹胃癌手术研究表明肥胖患者术后并发症发生率较普通患者高[11]。Dhar 等报道发现 BMI 高的胃癌患者不利于标准淋巴结清扫，是胃癌复发的独立预后因素[12]。由于进入腹腔困难，手术视野有限，因此一般将肥胖当做腹腔镜手术的相对禁忌证。

腹腔镜技术对肥胖胃癌患者的作用和安全性已有报道，总结如表 28-2[13-18]。这些研究结

表28-1 高龄胃癌患者腹腔镜手术的对比

指标	Yasuda[4]			Mochiki[5]			Tokunaga[6]			Hwang[7]			Kunisaki[8]			Cho[9]		
分类(岁)	≥70	<70	P	≥70	<70	P	≥75	75	P	≥70	<70	P	≥75	<75	P	≥70	<70,≥45	P
病例数	45	57		30	73		49	240		117	515		26	104		226	890	
并发症(%)	25(55.6)	16(28.1)	0.004	13(43)	4(5.4)	<0.05	37(75.5)	88(36.7)	0.003	88(75.2)	194(37.7)	<0.001	14(53.8)	23(22.1)	0.0013	122(53.9)	337(37.8)	<0.001
手术时间(min)	240±48	247±56	0.506	198±7.3	215±6.1	0.11	216±5.6	243±8.2	0.003	180±49	186±9.6	0.37	235±4.5	269±6.5	0.0306	216±74.4	228±79	0.033
失血量(ml)	163±331	176±137	0.805	170±8.5	249±23.5	<0.05	75.5±82	65.3±33	0.633	68.8±54	71.1±42	0.86	84.7±82	146±130	0.0424	NA	NA	
第一次随访时间(d)	3.7±0.8	3.1±0.8	<0.001	NA	NA	NA	2.6±1.1	2.4±0.9	0.270	4.13±2.6	3.43±1.0	<0.001	2.9±1.2	2.4±1.0	0.1929	3.4±1.0	3.3±1.0	0.212
住院天数(d)	16.3±5.3	18.9±9.8	0.090	19.2±7.3	16.5±0.7	NS	12.7±4.1	13.0±11	0.060	17.5±14	13.4±7.9	0.09	14.3±8.8	14.2±12	0.9749	8.3±2.8	7.9±2.4	0.027
并发症发生率(%)	9(20)	10(17.5)	0.892	4(13.3)	10(13.6)	0.86	4(9)	26(11)	0.763	21(17.9)	66(12.8)	0.14	3(11.5)	4(3.8)	0.2206	36(16.8)	113(12.7)	0.106
死亡率(%)	0	0	NS	0	0	NS	0	0	NS	0	0	NS	0	0	NS	2(0.9)	7(0.8)	0.883

NS,无统计学差异;NA,未知

表 28-2 肥胖患者腹腔镜胃癌切除术研究比较

指标	Noshiro[13]			Yasuda[14]			Kim[15]			Yamada[16]			Shim[17]			Lee[18]		
分级(BMI,kg/m²)	≥24.2	<24.2	P	≥25.0	<25.0	P	≥23.0	<23.0	P	≥23.0	<23.0	P	≥23.0	<23.0	P	≥25.0	<25.0	P
平均 BMI(kg/m²)	26.1±1.6	21.1±1.8		25.9±1.0	21.2±2.1		25.3±1.8	21.0±1.3		27.0±2.4	21.7±2.4		25.0±1.6	21.4±1.2		26.9±1.7	21.9±2.0	
病例数	13	54		16	83		45	52		35	106		60	56		432	1053	
手术时间(min)	370±61	317±58	0.015	271±69	239±48	<0.05	260±52	245±36	0.089	280±62	255±56	0.031	262±69	229±48	0.004	243±85	224±76	<0.001
失血量(ml)	407±288	296±213	0.213	227±133	162±259	NS	NA	NA	0.177	80±70	50±50		NA	NA		NA	NA	
淋巴结清扫个数	28±25	26±15	0.745	NA	NA		23±10	23±11	0.983	26±12	31±14	0.905	NA	NA		30±4	33±14	0.005
排气时间(d)	3.5±1.0	2.6±1.0	0.007	3.7±0.9	3.3±0.9	NS	3.5±1.2	3.6±1.2	0.540	NA	NA		3.3±0.8	3.3±0.7	0.908	3.3±1.0	3.3±1.6	0.51
住院天数(d)	17.6±7.1	20.6±9.6	0.272	18.7±12	17.9±7.3	NS	8.7±4.3	10.2±6.0	0.187	NA	NA		8.4±4.5	8.1±3.5	0.633	9.3±5.5	10.0±17	0.44
并发症发生率(%)	2(15.4)	7(13.0)	0.927	4(25)	13(16)	NS	4(8.9)	10(19.2)	0.082	5(14.3)	15(14.2)	NS	9(15.0)	13(23.2)	0.344	68(15.7)	147(14)	0.37
死亡率(%)	NA	NA	NA	0	0	NS	0	0	NS	0	2(1.9)	NS	0	0	NS	4(0.9)	5(0.5)	0.29

果表明尽管肥胖胃癌患者手术操作时间较长,但排气时间、术后住院时间和术后并发症发生率可以比得上与普通患者。

对肥胖患者进行腹腔镜手术,在技术上要求更高。肥胖患者解剖结构不清晰、操作困难造成手术时间延长,需要外科医生在操作时更加小心。更高的气腹压力(18~20mmHg)或患者体位极端倾斜可以有效地提高手术视野。

对肥胖患者按照性别进行分组,Lee 等报道男性患者是否肥胖操作时间没有差异,但女性患者则不同[18]。这个现象可能是因为与男女患者不同的脂肪类型有关。男性脂肪主要集中在身体上部,而女性脂肪集中在臀部和大腿。

患者通常采用 BMI 指数进行肥胖评估,但由于个人脂肪分布不同,BMI 并不能完全反映出个体脂肪组织总量。近些年来,可以应用 CT 扫描进行皮下脂肪(SFA)、内脏脂肪(VFA)和腹腔前后壁直径(APD)测量来评估肥胖程度[19,20]。Hiki 等报道 BMI、SFA、VFA 和 APD 可以影响到开腹手术的失血量,但对于腹腔镜手术则没有影响[20]。因此,对于肥胖和体形较大患者,腹腔镜手术可以比开腹手术减少术中出血量。Makino 等报道 BMI 相关因素也影响到开腹手术时间[21]。

四、总结

总之,尽管老年胃癌患者伴随多发基础疾病,但是老年患者腹腔镜手术的好处在并发症方面,与年轻患者没有差异。必须承认的是,老年患者手术必须更加小心,以防止出现心脑血管并发症。

与开腹手术不同,对肥胖或体型较大的患者,腹腔镜手术不会增加术中出血量,胃肠功能恢复时间、术后并发症或住院时间也没有差异。因此无论是否肥胖,腹腔镜手术具有同等的安全性。

事实上,有些外科医生认为对于肥胖患者应首选腹腔镜手术。尽管腹腔镜下胃癌淋巴结清扫过程复杂,但这些研究表明对 BMI 较高患者腹腔镜手术可以达到同样的安全程度。

● 参考文献 ●

[1] Abridged Life Table for Japan.2009 Tokyo:Statistics and Information Department,Minister's Secretariat,Ministry of Health,Labor,and Welfare,2010

[2] Korean Abridged Life Table.(2008) http://kosis.kr/nsportal/eng/database/database 001000.jsp? listid＝B&subtitle＝Population,Household.Accessed 20 Aug 2010

[3] Lee HJ,Yang HK,Ahn YO.Gastric cancer in Korea.Gastric Cancer,2002,5:177-182

[4] Yasuda K,Sonoda K,Shiroshita H,et al.Laparoscopically assisted distal gastrectomy for early gastric cancer in the elderly.Br J Surg,2004,91:1061-1065

[5] Mochiki E,Ohno T,Kamiyama Y,et al.Laparoscopy-assisted gastrectomy for early gastric cancer in young and elderly patients.World J Surg,2005,29:1585-1591

[6] Tokunaga M,Hiki N,Fukunaga T,et al.Does age matter in the indication for laparoscopy-assisted gastrectomy? J Gastrointest Surg,2005,12:1502-1507

[7] Hwang SH,Park DJ,Jee YS,et al.Risk factors for operative complications in elderly patients during laparoscopy-assisted gastrectomy.J Am Coll Surg,2009,208:186-192

[8] Kunisaki C,Makino H,Takagawa R,et al.Efficacy of laparoscopy-assisted distal gastrectomy for gastric cancer in the elderly.Surg Endosc,2009,23:377-383

[9] Cho GS,Kim W,Kim HH,et al.Multicentre study of the safety of laparoscopic subtotal gastrectomy for gastric cancer in the elderly.Br J Surg,2009,96:1437-1442

[10] Yamada H,Kojima K,Inokuchi M,et al.(2008) Laparoscopy-assisted gastrectomy in patients older than 80.J Surg Res,2008,161:259-263

[11] Tsujinaka T,Sasako M,Yamamoto S,et al.Influence of overweight on surgical complications for gastric cancer:results from a randomized control trial comparing D2 and extended para-aortic D3 lymphadenectomy (JCOG9501).Ann Surg Oncol,2007,14:355-361

[12] Dhar DK,Kubota H,Tachibana M,et al.Body mass index determines the success of lymph node dissec-

tion and predicts the outcome of gastric carcinoma patients. Oncology, 2000, 59:18-23

[13] Noshiro H, Shimizu S, Nagai E, et al. Laparoscopy-assisted distal gastrectomy for early gastric cancer: is it beneficial for patients of heavier weight? Ann Surg, 2003, 238:680-685

[14] Yasuda K, Inomata M, Shiraishi N, et al. Laparoscopyassisted distal gastrectomy for early gastric cancer in obese and nonobese patients. Surg Endosc, 2004, 18:1253-1256

[15] Kim KH, Kim MC, Jung GJ, et al. The impact of obesity on LADG for early gastric cancer. Gastric Cancer, 2006, 9:303-307

[16] Yamada H, Kojima K, Inokuchi M, et al. Effect of obesity on technical feasibility and postoperative outcomes of laparoscopyassisted distal gastrectomy: comparison with open distal gastrectomy. J Gastrointest Surg, 2008, 12:997-1004

[17] Shim JH, Song KY, Kim SN, et al. Laparoscopy-assisted distal gastrectomy for overweight patients in the Asian population. Surg Today, 2009, 39:481-486

[18] Lee HJ, Kim HH, Kim MC, et al. The impact of a high body mass index on laparoscopy assisted gastrectomy for gastric cancer. Surg Endosc, 2009, 23:2473-2479

[19] Lee JH, Paik YH, Lee JS, et al. Abdominal shape of gastric cancer patients influences short-term surgical outcomes. Ann Surg Oncol, 2005, 14:1288-1294

[20] Hiki N, Fukunaga T, Yamaguchi T, et al. Increased fat content and body shape have little effect on the accuracy of lymph node retrieval and blood loss in laparoscopic distal gastrectomy for gastric cancer. J Gastrointest Surg, 2009, 13:626-633

[21] Makino H, Kunisaki C, Izumisawa Y, et al. Effect of obesity on laparoscopy-assisted distal gastrectomy compared with open distal gastrectomy for gastric cancer. J Surg Oncol, 2010, 102:141-147

第七部分

腹腔镜胃癌切除手术后随访

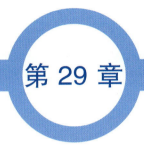

第 29 章

腹腔镜胃癌切除手术后随访

Yugo Nagai, Seung Ho Choi

一、前言

作者自 1993 年开始行腹腔镜辅助胃癌切除术(LAG)。2004 年 7 月前,我们开展了 90 例术前诊断无淋巴结转移的早期胃癌腹腔镜手术。只有 1 例复发(术后分期:sm2,n1)[1],该患者术后 30 个月死于肝转移。我们的研究中,5 年生存率为 97%(图 29-1)。

2004 年 7 月后,我们将 LAG 手术适应证扩展至包括术前分期 T2N0 患者,开展了 132 例 LAG 手术,5 年生存率为 96%,与开腹手术相似(图 29-2)。LAG 基本操作步骤与开腹手术没有差异。术后随访按日本胃癌协会胃癌诊治指南进行[2],所有术后患者定期进行体格、血液和影像学检查。

二、首次出院后并发症

腹部术后相关并发症:硬结、切口疝和感染或非感染原因导致切口裂开。使用 Trocar 很少出现以上情况。

胃癌切除相关并发症:味觉障碍、便秘、腹泻、腹部钝痛或锐痛、体重降低、吻合口梗阻、胃食管反流、贫血等。

其他常见的并发症:倾倒综合征、胆囊炎、功能性肠梗阻、骨质疏松等。

Trocar 肿瘤种植:目前还没有关于早期胃癌 LAG 术后 Trocar 肿瘤种植相关报道[3]。但是,对于侵犯浆膜或有淋巴结的患者应该考虑到 Trocar 肿瘤种植的风险[4]。

三、出院后注意事项

笔者参加了一项由 Kitano 教授牵头的进展期胃癌 LAG 手术随机、对照研究。研究方案设计中,前 5 年内,每 6 个月一次进行临床观察指标和临床检验检查,之后每年进行一次(表 29-1)。

1. 血液检查:血常规(白细胞计数、血红蛋白、外周血细胞计数);血生化(白蛋白、总胆红素、天冬氨酸转移酶、丙氨酸转移酶、肌酐、血钠及血钾);肿瘤标志物(癌胚抗原、Ca-199)。

2. 影像学检查:增强 CT 检查,扫描层面小于 1cm,(造影剂过敏患者采用普通 CT 检查);上消化道内镜检查,肺部胸片或 CT 检查。

3. 辅助化疗患者应重点注意神经毒性、皮肤及心血管系统并发症。

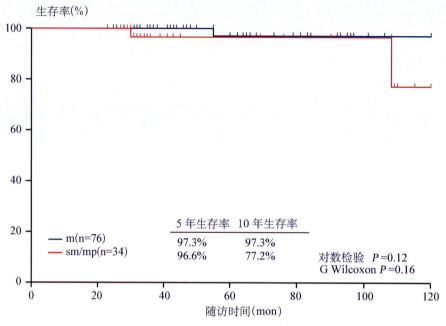

图 29-1　根据肿瘤浸润胃壁程度累积生存率（m vs. sm/mp）

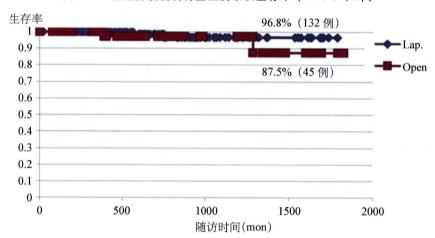

图 29-2　累积生存率（腹腔镜 vs. 开腹手术）

表 29-1　腹腔镜胃癌切除术后随访研究

复查时间	一般情况（PS/B.W）	周围血常规和血生化	肿瘤标志物	上消化道内镜	胸部 CT/胸片，腹部 CT	术后并发症	化疗不良反应
LAG 后 6 个月	○	○	○		○	○	●
1 年	○	○	○	○	○	○	●
1.5 年	○	○	○		○	○	
2 年	○	○	○	○	○	○	
2.5 年	○	○	○		○	○	
3 年	○	○	○	○	○	○	
3.5 年	○	○	○		○	○	
4 年	○	○	○	○	○	○	
4.5 年	○	○	○		○	○	
5 年	○	○	○	○	○	○	
每年一次	○	○	○	○	○	○	

○ 所有患者

● 化疗患者

● 参考文献 ●

[1] Nagai Y, Tanimura H, Takifuji K, et al. Laparo-scope-assisted Billroth I gastrectomy. Surg Laparosc Endosc, 1995, 5:281-287

[2] Japanese Gastric Cancer Society. Explanation of gas-tric cancer treatment guidelines for civilians (in Japanese), 2nd edn. Kaneharashuppan, Tokyo, 2004

[3] Kitano S, Shiraishi N, Uyama I, et al. A multicenter study on oncologic outcomes of laparoscopic gas-trectomy for early gastric cancer in Japan. Ann Surg, 2006, 245:68-72

[4] Song J, Lee HJ, Cho GS, et al. Recurrence following laparoscopy-assisted gastrectomy for gastric canc-er: a multicenter retrospective analysis of 1,417 pa-tients. Ann Surg Oncol, 2010, 17:1777-1786

第八部分

腹腔镜胃癌切除手术评估和
临床循证医学证据

第 30 章

腹腔镜胃癌切除手术安全性评价

Seung Ho Choi，Shinichi Sakuramoto

一、前言

外科理论或技术的创新首先应符合循证医学原则。与医学其他领域相比,外科领域严格遵循循证医学的原则困难得多[1]。在开展针对外科创新的随机对照研究(RCTs)之前,最重要的一步是建立创新性的外科治疗。应用腹腔镜技术治疗胃癌,需考虑到许多技术层面的因素:第一、完成学习曲线后,形成固定的清扫淋巴结操作习惯;第二、操作轻柔,确保切缘距离足够;第三、腹腔镜下消化道重建技术等。外科医生经过不断的技术调整,完成学习曲线后获得相应的治疗经验。至关重要的是要对每一操作步骤进行认真细致的分析和研究。处在学习曲线阶段时,应小心仔细,避免对患者造成伤害。

腹腔镜胃癌手术具有一定微创优势:失血量较少、术后疼痛较轻、恢复较快、缩短住院时间。对早期胃癌患者,腹腔镜手术已经在一定程度上取代了传统开放手术。本章基于回顾性研究、RCTs 研究结果,将讨论腹腔镜胃癌切除手术技术层面所面临的挑战。

二、腹腔镜技术安全性

表 30-1 所列举的 RCTs 研究结果显示,腹腔镜辅助远端胃癌切除手术(LADG)并发症发

生率和死亡率较小[2-7]。Chen 等针对这些 RCTs 研究荟萃分析,LADG 术后早期并发症发生率为 9.9%(32/322),而开放手术组(ODG)为 16.3%(50/306)[8]。LADG 组术后早期并发症风险较低(RR:0.61,95% 可信区间:0.41~0.91;$P=0.02$),而两组死亡率无显著差异。4 个荟萃分析结果均提示 LADG 可以减少术中出血,但延长了手术时间,说明 LADG 具有术后恢复较快、并发症较少的优势,并没有增加死亡率(表 30-2 和表 30-3)。此外,两种术式切口感染、吻合口狭窄以及十二指肠/残端瘘的发生率并无差异[9]。

表 30-1 LADG 术后早期发病率和 ODG 随机对照试验

研究(年)	发病率		发病率	
	LADG	ODG	LADG	ODG
Kitano(2002)	2/14	4/14	0/14	0/14
Fujii(2003)	2/10	2/10	0/10	0/10
Lee(2005)	3/24	10/23	0/24	0/23
Hayashi(2005)	8/14	6/14	1/14	0/14
Kim(2008)	0/82	4/82	0/82	0/82
Kim(2010)	17/179	24/163	2/179	0/163

LADG:腹腔镜辅助远端胃癌切除手术;ODG:开放性远端胃癌切除术

表 30-2　腹腔镜手术和远端胃癌切除术的 Meta 分析(Ⅰ)

研究(年)	研究类型	患者数量
Hosono (2006)	4 RCTs,9 回顾性	1054
Memon (2008)	4 RCTs	162
Yakoub (2009)	3 RCTs,7 回顾性	789
Chen (2009)	6 RCT	629

RCTs:随机对照试验

表 30-3　腹腔镜手术和远端胃癌切除术(Ⅱ)

研究(年)	发病率		病死率	
	LADG	ODG	LADG	ODG
Hosono (2006)	58/535	97/519	2/101	3/105
Memon (2008)	21/82	28/80	2/82	2/80
Yakoub (2009)	46/439	71/353	NA	NA
Chen (2009)	32/323	50/306	3/323	0/306

NA:未知

　　腹腔镜辅助远端胃大部切除术最困难的步骤之一是淋巴结清扫,可能会意外损伤肠管或重要血管等结构。西方国家研究结果显示开放性胃癌手术时广泛淋巴结清扫增加患者并发症发生率和死亡率[12,13]。由于腹腔镜淋巴结技术复杂,我们可能会认为,与开放手术相比,腹腔镜手术可能导致更高的死亡率。但是,近期发表的研究结果显示两者在并发症率或死亡率方面没有差异[14-16]。因为无论是腹腔镜手术还是开放手术,D2 淋巴结清扫都是一个极其复杂、需要高超手术技巧的过程,需要足够重视。外科医生进行 LADG 手术,D2 淋巴结清扫应该格外谨慎。

　　消化道重建是腹腔镜胃癌手术另一个难点。目前缺乏评价体内和体外消化道吻合重建的相关数据。与 LADG 不同,腹腔镜全胃切除的相关证据则更加有限。回顾性研究结果表明腹腔镜辅助全胃癌切除术在技术上是安全、可行的[17-20]。但是这需要更多的经验积累和 RCTs 研究结果予以证实。

　　尽管回顾性研究数据显示处在学习曲线阶段的外科医生开展腹腔镜辅助胃癌手术并没有增加并发症发生率[21-25],但由于手术的复杂性,患者随时面临各种风险。这些数据从另一方面反映出这些外科医生可能得益于良好的胃癌外科手术训练,特别是开放手术的经验,一定程度上弥补了腹腔镜技术的不足。

三、结论

　　虽然需要进一步的前瞻性数据来准确评价腹腔镜胃癌手术的安全性。至少从目前看来,LADG 治疗胃癌是安全、可行的,但在淋巴结清扫时需特别谨慎。与此同时,需要进一步提高外科技术来降低切口感染、吻合口狭窄以及消化道瘘等并发症。腹腔镜辅助全胃切除术同样是安全、可行的,但如何完善、简化消化道重建步骤尚需进一步探索。虽然处在学习曲线阶段的外科医生开展腹腔镜胃癌手术并没有增加并发症发生率和死亡率,但是足够、系统和严格的外科训练仍然是必不可少的过程。

○ 参考文献 ○

[1] Ergina PL,Cook JA,Blazeby JM,et al.Challenges in evaluating surgical innovation. Lancet,2009,374:1097-1104

[2] Kitano S,Shiraishi N,Fujii K,et al. A randomized controlled trial comparing open vs laparoscopy-assisted distal gastrectomy for the treatment of early gastric cancer:an interim report.Surgery,2002,131:S306-S311

[3] Fujii K,Sonoda K,Izumi K,et al.T lymphocyte subsets and Th1/Th2 balance after laparoscopy-assisted distal gastrectomy.Surg Endosc,2003,17:1440-1444

[4] Lee JH,Han HS,Lee JH.A prospective randomized study comparing open vs laparoscopy-assisted distal gastrectomy in early gastric cancer:early results. Surg Endosc,2005,19:168-173

[5] Hayashi H,Ochiai T,Shimada H,et al.Prospective randomized study of open versus laparoscopy-assisted distal gastrectomy with extraperigastric lymph node dissection for early gastric cancer. Surg Endosc,2005,19:1172-1176

[6] Kim YW,Baik YH,Yun YH,et al.Improved quality of life outcomes after laparoscopy-assisted distal

gastrectomy for early gastric cancer: results of a prospective randomized clinical trial. Ann Surg, 2008,248:721-727

[7] Kim HH, Hyung WJ, Cho GS, et al. Morbidity and mortality of laparoscopic gastrectomy versus open gastrectomy for gastric cancer: an interim report—a phase Ⅲ multicenter, prospective, randomized trial (KLASS Trial). Ann Surg,2010,251:417-420

[8] Chen XZ, Hu JK, Yang K, et al. Short-term evaluation of laparoscopy-assisted distal gastrectomy for predictive early gastric cancer: a meta-analysis of randomized controlled trials. Surg Laparosc Endosc Percutan Tech,2009,19:277-284

[9] Hosono S, Arimoto Y, Ohtani H, et al. Meta-analysis of shortterm outcomes after laparoscopy-assisted distal gastrectomy. World J Gastroenterol,2006,12:7676-7683

[10] Memon MA, Khan S, Yunus RM, et al. Meta-analysis of laparoscopic and open distal gastrectomy for gastric carcinoma. Surg Endosc,2008,22:1781-1789

[11] Yakoub D, Athanasiou T, Tekkis P, et al. Laparoscopic assisted distal gastrectomy for early gastric cancer: is it an alternative to the open approach? Surg Oncol,2009,18:322-333

[12] Bonenkamp JJ, Songun I, Hermans J, et al. Randomised comparison of morbidity after D1 and D2 dissection for gastric cancer in 996 Dutch patients. Lancet,1995,345:745-748

[13] Cuschieri A, Fayers P, Fielding J, et al. Postoperative morbidity and mortality after D1 and D2 resections for gastric cancer: preliminary results of the MRC randomised controlled surgical trial: the Surgical Cooperative Group. Lancet,1996,347:995-999

[14] Noshiro H, Nagai E, Shimizu S, et al. Laparoscopically assisted distal gastrectomy with standard radical lymph node dissection for gastric cancer. Endoscopy,2005,19:1592-1596

[15] Song KY, Kim SN, Park CH. Laparoscopy-assisted distal gastrectomy with D2 lymph node dissection for gastric cancer: technical and oncologic aspects. Surg Endosc,2008,22:655-659

[16] Tokunaga M, Hiki N, Fukunaga T, et al. Laparoscopy-assisted distal gastrectomy with D2 lymph node dissection following standardization: a preliminary study. J Gastrointest Surg,2009,13:1058-1063

[17] Shinohara T, Kanaya S, Taniguchi K. Laparoscopic total gastrectomy with D2 lymph node dissection for gastric cancer. Arch Surg,2009,144:1138-1142

[18] Kawamura H, Yokota R, Homma S, et al. Comparison of invasiveness between laparoscopy-assisted total gastrectomy and open total gastrectomy. World J Surg,2009,33:2389-2395

[19] Jeong GA, Cho GS, Kim HH, et al. Laparoscopy-assisted total gastrectomy for gastric cancer: a multicenter retrospective analysis. Surgery, 2009, 146: 469-474

[20] Lee SE, Ryu KW, Nam BH, et al. Technical feasibility and safety of laparoscopy-assisted total gastrectomy in gastric cancer: a comparative study with laparoscopy-assisted distal gastrectomy. J Surg Oncol, 2009,100:392-395

[21] Fujiwara M, Kodera Y, Miura S, et al. Laparoscopy-assisted distal gastrectomy with systemic lymph node dissection: a phase Ⅱ study following the learning curve. J Surg Oncol,2005,91:26-32

[22] Kim MC, Jung GJ, Kim HH, et al. Learning curve of laparoscopy-assisted distal gastrectomy with systemic lymphadenectomy for early gastric cancer. World J Gastroenterol,2005,11:7508-7511

[23] Lee SI, Choi YS, Park DJ, et al. Comparative study of laparoscopy-assisted distal gastrectomy and open distal gastrectomy. J Am Coll Surg, 2006,202:874-880

[24] Kunisaki C, Makino H, Yamamoto N, et al. Learning curve for laparoscopy-assisted distal gastrectomy with regional lymph node dissection for early gastric cancer. Surg Laparosc Endosc Percutan Tech,2008,18:236-241

[25] Yoo CH, Kim HO, Hwang SI, et al. Short-term outcomes of laparoscopic-assisted distal gastrectomy for gastric cancer during a surgeon's learning curve period. Surg Endosc,2009,23:2250-2257

第 31 章

腹腔镜胃癌切除手术微创性

Norio Shiraishi, Sang-Uk Han, Do Joong Park

一、微创外科的作用

虽然手术切除是治疗胃癌的有效方法,但同时也会对人体造成创伤。创伤应激会作用于人体并产生不同的生物学反应。有时候,创伤会刺激休眠状态的肿瘤细胞生长和进展,促进肿瘤发生转移,对治疗造成不利影响。因此,理想的手术应该是用微创的方式完全切除肿瘤。此外,微创手术生物反应小,术后恢复快,并发症少(图31-1)。

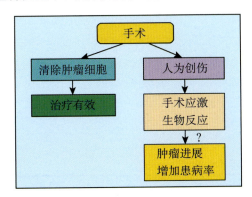

图 31-1　手术在癌症治疗中的角色和不足之处

很难精确客观地评价手术应激。出血量、创伤时间以及对机体组织的伤害被认为是造成生物应激的因素。因此,失血量和手术时间被作为评价开放外科手术应激的指标。最近,随着反映炎症程度的炎症介质被发现,IL-6 和 IL-1 已经被用作评价外科应激的指标[1]。C反应蛋白(CRP)作为炎症反应的产物也被用于评价外科应激。

20 世纪 80 年代起,腹腔镜胆囊切除手术得到广泛普及。临床研究表明该手术切口小、疼痛轻,术后恢复快[2]。此外,研究表明,与传统开放手术相比,微创手术炎症反应小或者说是炎症介质释放减少。因此,Kitano 等采取腹腔镜手术治疗早期胃癌并发展了腔镜辅助下远端胃癌切除手术[3]。

二、腹腔镜远端胃癌切除手术(LADG)的微创评估

众所周知,与腹腔镜胆囊切除患者相比,胃癌切除术的患者要经受巨大的手术创伤。LADG需要进行淋巴结清扫,胃癌切除后要求辅助小切口。目前还存在疑问的是 LADG 辅助小切口是否比传统开放手术创伤更小。20 世纪 90 年代后期,随着 LADG 手术病例的增多,关于 LADG 微小创伤的研究得到开展。

迄今为止,已经报道了多个回顾性研究和 6个随机对照研究,4 个 Meta 分析采用了上述研究结果[4-7]。在这些 Meta 分析研究中,Memon 和 Hoshino 等由于最先开始这样的研究而更有名。Memon 等仅仅分析了 4 个 RCT 中的 162 个病例[5],然而 Hosono 等开展的 Meta 分析包括了全部4 个 RCT 和 12 个回顾性研究的 1611 个病例[4](表 31-1)。上述 Meta 分析研究中包含三个方面:手术情况、术后康复和血液学指标分析。

表 31-1　腹腔镜手术和远端胃癌切除手术的 Meta 分析（由 Hosono[4] 对 1611 例病例分析）

参数	对 LADG 的评估	WMD 或 OR[a]	P 值
手术结果			
○ 手术时间	更长	54.3	<0.001
• 失血量	减少	−145.6	<0.001
○ 淋巴结清扫数量	减少	−4.35	<0.001
• 发病率	更低	0.54[a]	<0.001
死亡率	不明	0.67[a]	0.67
术后过程			
• 首次排气时间	更快	−0.68	<0.001
• 止痛需求	更低	−1.36	<0.01
• 住院时间	更短	−5.51	<0.01

［LADG 的优点（•）和不足之处（○）］

[a]WMD：加权平均差，OR：比值比

（一）手术情况

通过对手术时间、失血量、淋巴结清扫数目和并发症发生情况进行分析研究，发现 LADG 手术时间比传统开放手术时间大约长 54～83min。但是，失血量较少（104～145ml），很显然这与 LADG 是在一个放大的视野下进行有关，而传统开放手术则不可避免须进行大面积切开和组织分离。LADG 淋巴结清扫数目平均比开放手术少 4.3 枚，但最近的一项报告却表明：若排除了初期开展 LADG 时的数据，则两者之间清扫淋巴结数目则无明显差异。Hosono 等研究表明尽管 LADG 手术与传统开放手术死亡率无差别，但前者手术并发症发生率明显低于后者[4]。

（二）术后康复方面

术后康复方面以恢复排气天数、镇痛药需要量及住院天数进行评估。Memon 等研究未发现两种手术方式存在差异[5]。但是，Hosono 等却发现 LADG 术后镇痛药用量比开放手术低 3.3 倍，这显然与前者较小的辅助切口有关[4]。此外，Hosono 等还发现 LADG 术后肠蠕动恢复更快，与开放手术相比，恢复排气天数少 0.7d，住院时间少 5.5d。

（三）血液学指标

术后炎症反应程度以白细胞计数和 CRP 水平进行恒量。当然也可以选用血液中细胞因子水平（IL-6，IL-1）作为指标。对白细胞计数和 CRP 水平进行 Meta 分析发现，两者在 LADG 术后均比开放手术更低且炎症反应更加轻微。另外，当分析 IL-6 和 CRP 时，回顾性研究显示 LADG 创伤反应轻于开放手术（表 31-2）。综上，在手术方面、术后康复方面以及血液学指标等三方面均显示 LADG 具有微创效果并因此使术后早期恢复成为可能。

表 31-2　文献报道中血清 CRP 水平

作者	病例数（LADG/ODG）	LADG	ODG	P 值
Adachi（2000）[a]	49/53	2.9±3.3	<5.2±4.7	<0.01
Migoh（2003）[b]	10/17	4.2±1.7	<9.4±2.5	<0.05
Naka（2005）[c]	20/22	3.1±1.7	<4.1±1.5	<0.05
Hayashi（2005）[c]	14/14	NA	<NA	<0.05
Lee（2006）[d]	136/120	4.7±3.8	<6.2±5.1	<0.05
Kawamura（2008）[a]	87/107	NA	NA	<0.05
Jung（2008）[c]	10/10	NA	NA	<0.01

NA：未知；[a]：7POD；[b]：3POD；[c]：1POD；[d]：2POD

三、LADG 的微创机制

时至今日,已有大量动物实验和临床研究试图揭示腹腔镜手术的微创机制。表 31-3 列出了四种可能。

表 31-3　腹腔镜手术微创作用可能机制

1. 对腹壁的最小损伤
2. 在腹腔镜提供的视野下使用手术器械 →失血量小 →无污染
3. 腹腔生理状态 →湿度不变 →温度不变
4. 无需直接接触
5. 其他

第一,切口小、疼痛轻。切口之大小将影响炎症反应程度,疼痛亦将引起多种多样的生物学反应。从降低外科应激的观点来看,小切口具有重要意义。

第二,腔镜器械的微创效果。在放大视野下热能量器械的使用具有显著的止血效果从而减少失血。机械缝合器械的使用也最大限度减少了术野污染。这些优点也是整体上获得微创效果的重要原因。

第三,对腹腔环境的影响。腹腔湿度基本上达到 100%,内部温度也和机体体温一致。但是,对开放性手术而言,湿度、温度都将在较长时间内保持在低水平,而对于腔镜手术,在气腹结束后两者恢复更为迅速。电子显微镜研究显示开放手术时腹膜内皮细胞脱落的情况在腔镜手术时却非常轻微[8]。这些发现清晰地显示,与开放性手术相比,LADG 对腹腔环境的干扰更加轻微。

第四,对肠管的骚扰。开放手术时,难免时常骚扰肠管,而腔镜手术时,镜下抓钳的使用则使上述骚扰明显减轻。Hiki 等用猪模型进行研究发现,肠管骚扰可诱导细胞因子和生长因子(如血管内皮生长因子)发生[9]。总之,外科应激的发生机制仍有许多问题仍然未明,有赖于日后的进一步研究。

四、LADG 微创技术的利用

随着微创手术的发展,LADG 开展了两种术式。一种是广泛淋巴结清扫(D2)的 LADG 手术,该手术主要是对于治疗进展期胃癌的。另一种是对于治疗近端胃癌的腔镜辅助下全胃切除术。由于外科应激给手术带来的影响的相关研究较少,因此有待未来进一步的研究。

总的来说,腹腔镜胃切除术已开始比 LADG 创伤更少[10]。单孔手术(SPS)甚至比 LAGD 的手术切口更小。未来经自然腔道内镜手术(NOTES)可能也适用于胃癌的治疗[11]。

现今对于胃癌的治疗应不仅考虑其治愈率,同时也应考虑外科应激和生物反应对它的影响。外科医生必须努力利用腹腔镜胃切除术的微创技术来完成安全的手术。

◯ 参考文献 ◯

[1] Jansson K, Redler B, Truedsson L, et al. Intraperitoneal cytokine response after major surgery: higher postoperative intraperitoneal versus systemic cytokine levels suggest the gastrointestinal tract as the major source of the postoperative inflammatory reaction. Am J Surg, 2004, 187: 372-377

[2] Karayiannakis AJ, Makri GG, Mantzioka A, et al. Systemic stress response after laparoscopic or open cholecystectomy: a randomized trial. Br J Surg, 1997, 84: 467-471

[3] Kitano S, Iso Y, Moriyama M, et al. Laparoscopy-assisted Billroth I gastrectomy. Surg Laparosc Endosc, 1994, 4: 146-148

[4] Hosono S, Arimoto Y, Ohtani H, et al. Meta-analysis of shortterm outcomes after laparoscopy-assisted distal gastrectomy. World J Gastroenterol, 2006, 12: 7676-7683

[5] Memon MA, Khan S, Yunus RM, et al. Meta-analysis of laparoscopic and open distal gastrectomy for gastric carcinoma. Surg Endosc, 2008, 22: 1781-1789

[6] Otani H, Tamamori Y, Noguchi K, et al. A meta-analysis of randomized controlled trials that com-

pared laparoscopy-assisted and open distal gastrectomy for early gastric cancer.J Gastrointest Surg, 2010,14:958-964

[7] Peng JS, Song H, Yang ZL, et al.Meta-analysis of laparoscopy-assisted distal gastrectomy and conventional open distal gastrectomy for early gastric cancer.Chin J Cancer,2010,29:349-354

[8] Suematsu T, Hirabayashi Y, Shiraishi N, et al.Morphology of the murine peritoneum after pneumoperitoneum vs laperotomy.Surg Endosc,2001,15:954-958

[9] Hiki N, Fukunaga T, Yamaguchi T, et al.Manipulation of the small intestine as a cause of the increased inflammatory response after open compared with laparoscopic surgery.Br J Surg,2006,93:195-204

[10] Ikeda O, Sakaguchi Y, Aoki Y, et al.Advantages of totally laparoscopic distal gastrectomy over laparoscopically assisted distal gastrectomy for gastric cancer.Surg Endosc,2009,23:2347-2349

[11] Nakajima K, Nishida T, Takahashi T, et al.Partial gastrectomy using natural orifice translumenal endoscopic surgery, (NOTES) for gastric submucosal tumors:early experience in humans.Surg Endosc, 2009, 23:2650-2655

第 32 章

腹腔镜胃癌切除手术肿瘤学可行性

Sang-Uk Han, Do Joong Park, Hideo Matsui, Minoru Matsuda

一、前言

腹腔镜手术治疗早期胃癌因其与开腹手术相同的肿瘤学疗效以及更佳的术后生活质量而得以普及。虽然人们曾力求证明腹腔镜手术治疗进展期胃癌（AGC）的肿瘤学安全性，但是该方面综合证据尚不明确。

循证医学中相关证据等级如下所示。1级：前瞻性随机化对照试验（RCT）（大型）；2级：有或无随机化的前瞻性对照试验（有限的疗效方面数据的汇总）；3级：其他实验结果数据或非实验性数据；4级：专家意见。有一篇或多篇证明受益大于风险的1级研究论文，即为A级（甲级）推荐，意即可衍生为"基于有力证据的措施"或"一线治疗"[1]。

在腹腔镜胃癌切除术治疗胃癌方面，目前尚无1级证据。已开展了7项小型RCT[2-8]（表32-1），有多项采用包括RCT在内的已发表研究的荟萃分析可供使用[9-15]。腹腔镜胃癌切除术短期和长期疗效方面，已报道了多项大型或小型的病例对照研究或病例分析[16-26]（表32-2）。

可通过比较腹腔镜胃癌切除术和传统开腹胃癌切除术两组中切除淋巴结数目、复发情况和生存率来评估肿瘤学治疗可行性。

二、切除的淋巴结数

所有RCT中只有一项研究证明显示腹腔镜手术组和开腹手术组之间清扫淋巴结数目无显著差异（表32-1）。但是，两个Meta分析研究中包括6项RCT研究[9,14]、两个Meta分析包括4个或5个RCT研究[11,13]以及一项包括12个研究的荟萃分析[10]显示，腹腔镜辅助远端胃癌切除术（LADG）组清除的淋巴结数目明显小于开腹远端胃癌切除术（ODG）组。Siewert等发现，根治性淋巴结清扫术需要清扫淋巴结数目至少超过26枚[27]。由于D1+b或D2淋巴结切除的所有研究中所清除的淋巴结数目均>30，说明LADG在肿瘤学方面可获得充分的淋巴结切除效果。此外，一项医学研究委员会（Medical Research Council，MRC）研究中的多因素分析显示，行D1和D2淋巴结清扫术的Ⅰ期胃癌患者的生存率之间无显著差异，从而说明从肿瘤学角度来讲，LADG治疗早期胃癌在淋巴结清扫方面是可接受的[28]。

表32-1 7项关于腹腔镜远端胃癌切除手术随机对照研究

研究	年份	病例数/随访时间（月）		术前分期	淋巴结清扫	切除淋巴结数目			肿瘤复发或5年生存率		
		LADG	ODG			LADG	ODG	P	LADG	ODG	P
Kitano[2]	2002	14/24.3±9.6	14/18.8±12.4	cT1	D1+α	20.2	24.9	NS	No rec	No rec	NS
Fujii[3]	2003	10	10	cT1	D1+α	—	—		—	—	
Lee[4]	2005	24/median14	23/median14	cT1	D2	31.8	38.1	NS	No rec	No rec	NS
Hayashi[5]	2005	14/39(5−49)	14/45(34−53)	cT1	D1+α	28.0	27.0	NS	No rec	No rec	NS
Huscher[6]	2005	30/52.2±26.5	29/49.7±5.2	T1-4	D1,2	30.0	33.4	NS	58.9%	55.7%	NS
Kim[7]	2008	82/≥12	82/≥12	cT1	D1+β,D2	39.0	45.1	0.003	No rec	One rec	NS
Kim[8]	2010	179	163	≤cT2N0	D1+β,D2	—	—		—	—	

LADG，腹腔镜辅助远端胃癌切除手术；*ODG*，开腹远端胃癌切除手术；*NS*，无统计学差异；*Rec*，复发

表 32-2　腹腔镜胃癌切除手术复发和生存资料(平均随访时间超过 20 个月)

		病例数/随访时间(月)		术前分期	淋巴结清扫	肿瘤复发			生存	P
		腹腔镜手术组	开腹手术组			腹腔镜手术组	开腹手术组	P		
随机对照研究	Kitano[2] 2002	14/24.3±9.6	14/18.8±12.4	cT1	D1+α	0	0	NS		NS
	Hayashi[5] 2005	14/39(5-49)	14/45(34-53)	cT1	D1+α	0	0	NS		NS
	Huscher[6] 2005	30/52.2±26.5	29/49.7±5.2	T1-4	D1,2				5年无病生存率58.9% 5年无病生存率55.7%	NS
回顾性对照研究	Hwang[16] 2009	45/23(9-40)	83/23.5(8-41)	T1b-4a	D1+α,β,D2	6(13.3%)	17(20.4%)			
	Lee[17] 2009	106/58.2±22.3	105/58.2±22.3	T1	D2	1(0.9%)	1(0.9%)		5年无病生存率95.9% 5年无病生存率94.9%	0.371
回顾性病例分析	Kitano[18] 2002	116/45(2-120)		cT1	D1+α	0				
	Yasuda[19] 2004	99/48		T1	D1	0				
	Sakuratomo[20] 2006	111/36		T1	D1+α,β	1(0.9%)				
	Kitano[21] 2007	1,294/36(13-113)		T1	D1+α,β,D2	6(0.6%)			5年无病生存率99.4%	
	Fujiwara[22] 2008	94/60		cT1	D1,D2				5年存活率90%	
	Park[23] 2008	239/25.1(1-94)		≥T2	D+β,D2	25(10.5%)			5年存活率86.1%	
	Hwang[24] 2009	197/45(1-113)		cT1,2	D1+β,D2	7(3.6%)			3年无病生存率96.9%	
	Lee[25] 2009	106/21.5(2-60)		T2-4a	D2	17(16.0%)			5年存活率81.4%	
	Song[26] 2010	1,417/41(2-109)		cT1,2	D1+β,D2	50(3.5%)				

NS,无统计学差异

三、生存率

一项 RCT 显示,开腹手术组和腹腔镜手术组的 5 年整体生存率分别为 55.4% 和 58.9%(P > 0.05)[6]。另外 4 项 RCT 研究平均随访时间或中位随访时间 12～39 个月,随访期内 LADG 组中未见复发病例[2,4,5,7]。两项回顾性病例对照研究表明,腹腔镜手术组和开腹手术组的复发率和生存率相似[16,17]。

多项回顾性病例分析也表明,腹腔镜胃癌切除术后生存率与开腹手术组中历史数据相当[21-25]。据报道,LADG 治疗早期胃癌的整体生存率或无病生存率可高达 99.4%[17,21,22]。

四、腹腔镜全胃切除术

随着胃上部癌发病率逐渐升高,腹腔镜全胃切除术的病例数也随之增加。将腹腔镜全胃切除术治疗胃上部癌与 LADG 进行比较的报道甚少。韩国的一项包括 131 例 LATG 的回顾性多中心研究显示,在中位时间为 40.3 个月的随访中,累积 5 年生存率和无病 5 年生存率分别为 89% 和 94%[29]。一项回顾性病例对照研究发现,腹腔镜手术组和开腹手术组中切除的淋巴结数相似(43.2 vs.51.2,P = 0.098)[30]。另一项病例对照研究显示,在 cT1 胃上部癌的治疗中,腹腔镜辅助全胃癌切除术和开腹全胃癌切除术之间在切除的淋巴结数(26 vs.35)或 5 年累积生存率(95.0% vs.90.9%)方面无显著差异[31]。

五、腹腔镜胃癌切除术治疗进展期胃癌

腹腔镜技术治疗进展期胃癌方面因在彻底的 D2 淋巴结清扫术方面存在技术困难以及缺乏该操作的肿瘤学相关数据而尚存争议。腹腔镜胃癌切除术治疗 AGC 的潜在问题不仅包括 D2 淋巴结清扫的充分性,还包括旨在防止癌细胞潜在种植的网膜切除术和部分腹膜切除术的可行性。目前尚无证据表明腹腔镜手术中腹膜复发率升高,但是,Lee 和 Kim[25] 发现,标准的 D2 清扫后存在腹主动脉旁淋巴结复发的趋势。另一方面,Fujiwara 等[22] 报道了一个早期病例腹腔内复发的个案。

我们目前尚不明确这些复发病例是与同腹腔镜手术相关技术性有关,还是与肿瘤的生物学行为有关。一项包含了 AGC 的 RCT[6] 和一项回顾性病例对照研究[16] 显示,两组之间在切除的淋巴结数、复发率或生存率方面无显著差异。一项包括 239 例 AGC 的回顾性多中心研究[23] 和一项回顾性单中心研究[25] 所报道的 5 年整体生存率分别为 86.1% 和 81.4%。这些回顾性数据在术前分期方面存在选择偏倚,即 cT2 期或更早,但是最后的病理分期为 T2 或更晚。日本正在开展一项关于 AGC 的前瞻性多中心 RCT,并准备在韩国开展。关键问题在于腹腔镜 D2 淋巴结清扫和外科医生方面的标准化。

六、结论

数项小型 RCT 和多项回顾性研究的结果表明腹腔镜胃癌切除术治疗早期胃癌具有肿瘤学可行性。一项大型多中心前瞻性 RCT 研究将揭示关于腹腔镜胃癌切除术治疗早期胃癌的 1 级证据[8]。在腹腔镜全胃切除术治疗胃上部癌和腹腔镜胃癌切除术治疗进展期胃癌方面,尚需通过高质量的 RCT 研究来获取有关其肿瘤学可行性的更多证据。

○ 参考文献 ○

[1] Mechanick JI, Kushner RF, Sugerman HJ, et al. American Association of Clinical Endocrinologists, The Obesity Society, and American Society for Metabolic & Bariatric Surgery Medical Guidelines for Clinical Practice for the perioperative nutritional, metabolic, and nonsurgical support of the bariatric surgery patient. Surg Obes Relat Dis, 2008, 4: S109-S184

[2] Kitano S, Shiraishi N, Fujii K, et al. A randomized controlled trial comparing open versus laparoscopy-assisted distal gastrectomy for the treatment of early gastric cancer: an interim report. Surgery, 2002, 131: S306-S311

[3] Fujii K, Sonoda K, Izumi K, et al. T lymphocyte subsets and Th1/Th2 balance after laparoscopy-assisted distal gastrectomy. Surg Endosc, 2003, 17: 1440-1444

[4] Lee JH，Han HS.A prospective randomized study comparing open versus laparoscopy-assisted distal gastrectomy in early gastric cancer：early results. Surg Endosc,2005,19：168-173

[5] Hayashi H，Ochiai T，Shimada H，et al.Prospective randomized study of open versus laparoscopy-assisted distal gastrectomy with extraperigastric lymph node dissection for early gastric cancer. Surg Endosc,2005,19：1172-1176

[6] Huscher CG，Mingoli A，Sgarzini G，et al.Laparoscopic versus open subtotal gastrectomy for distal gastric cancer：fiveyear results of a randomized prospective trial.Ann Surg,2005,241：232-237

[7] Kim YW，Baik YH，Yun YH，et al.Improved quality of life outcomes after laparoscopy-assisted distal gastrectomy for early gastric cancer：results of a prospective randomized clinical trial. Ann Surg,2008,248：721-727

[8] Kim HH，Hyung WJ，Cho GS，et al.Morbidity and mortality of laparoscopic gastrectomy versus open gastrectomy for gastric cancer：an interim report—a phase Ⅲ multicenter,prospective,randomized Trial (KLASS Trial).Ann Surg,2010,251：417-420

[9] Hosono S，Arimoto Y，Ohtani H，et al.Meta-analysis of shortterm outcomes after laparoscopy-assisted distal gastrectomy.World J Gastroenterol,2006,12：7676-7683

[10] Shehzad K，Mohiuddin K，Nizami S，et al.Current status of minimal access surgery for gastric cancer. Surg Oncol,2007,16：85-98

[11] Memon MA，Khan S，Yunus RM，et al.Meta-analysis of laparoscopic and open distal gastrectomy for gastric carcinoma.Surg Endosc,2008,22：1781-1789

[12] Chen XZ，Hu JK，Yang K，et al.Short-term evaluation of laparoscopy-assisted distal gastrectomy for predictive early gastric cancer：a meta-analysis of randomized controlled trials.Surg Laparosc Endosc Percutan Tech,2009,19：277-284

[13] Yakoub D，Athanasiou T，Tekkis P，et al.Laparoscopic assisted distal gastrectomy for early gastric cancer：is it an alternative to the open approach? Surg Oncol,2009,18：322-333

[14] Ohtani H，Tamamori Y，Noguchi K，et al.Meta-analysis of Laparoscopy-Assisted and Open Distal Gastrectomy for Gastric Cancer.J Surg Res,2011,171：479-485

[15] Peng JS，Song H，Yang ZL，et al.Meta-analysis of laparoscopy-assisted distal gastrectomy and conventional open distal gastrectomy for early gastric cancer.Chin J Cancer,2010,29：349-354

[16] Hwang SI，Kim HO，Yoo CH，et al.Laparoscopic-assisted distal gastrectomy versus open distal gastrectomy for advanced gastric cancer. Surg Endosc,2009,23：1252-1258

[17] Lee JH，Yom CK，Han HS.Comparison of long-term outcomes of laparoscopy-assisted and open distal gastrectomy for early gastric cancer. Surg Endosc,2009,23：1759-1763

[18] Kitano S，Shiraishi N，Kakisako K，et al.Laparoscopyassisted Billroth-I gastrectomy (LADG) for cancer：our 10 years' experience. Surg Laparosc Endosc Percutan Tech,2002,12：204-207

[19] Yasuda K，Inomata M，Shiraishi N，et al.Laparoscopicassisted distal gastrectomy for early gastric cancer in obese and nonobese patients.Surg Endosc,2004,18：1253-1256

[20] Sakuramoto S，Kikuchi S，Kuroyama S，et al.Laparoscopyassisted distal gastrectomy for early gastric cancer：experience with 111 consecutive patients. Surg Endosc,2006,20：55-60

[21] Kitano S，Shiraishi N，Uyama I，et al.A multicenter study on oncologic outcome of laparoscopic gastrectomy for early cancer in Japan.Ann Surg,2007,245：68-72

[22] Fujiwara M，Kodera Y，Misawa K，et al.Longterm outcomes of early-stage gastric carcinoma patients treated with laparoscopyassisted surgery.J Am Coll Surg,2008,206：138-143

[23] Park DJ，Han SU，Hyung WJ，et al.Laparoscopy-assisted gastrectomy in advanced gastric cancer：a multi-center retrospective study. Gastric Cancer,2008,(suppl)：122

[24] Hwang SH，Park DJ，Jee YS，et al.Actual 3-year survival after laparoscopy-assisted gastrectomy for gastric cancer.Arch Surg,2009,144：559-564

[25] Lee J，Kim W.Long-term outcomes after laparoscopyassisted gastrectomy for advanced gastric cancer：analysis of consecutive 106 experiences.J Surg Oncol,2009,100：693-698

[26] Song J，Lee HJ，Cho GS，et al.Recurrence following laparoscopy-assisted gastrectomy for gastric cancer：a multicenter retrospective analysis of 1417 patients.

Ann Surg Oncol,2010,17:1777-1786

[27] Siewert JR,Btcher K,Roder JD,et al.Prognostic relevance of systematic lymph node dissection in gastric carcinoma.German Gastric Carcinoma Study Group.Br J Surg,1993,80:1015-1018

[28] Cuschieri A,Weeden S,Fielding J,et al.Patient survival after D1 and D2 resections for gastric cancer: long-term results of the MRC randomized surgical trial.Surgical Co-operative Group.Br J Cancer,1999, 79:1522-1530

[29] Jeong GA,Cho GS,Kim HH,et al.Laparoscopy-assisted total gastrectomy for gastric cancer:a multicenter retrospective analysis. Surgery, 2009, 146: 469-474

[30] Sakuramoto S,Kikuchi S,Futawatari N,et al.Laparoscopyassisted pancreas-and spleen-preserving total gastrectomy for gastric cancer as compared with open total gastrectomy.Surg Endosc,2009,23:2416-2423

[31] Mochiki E,Toyomasu Y,Ogata K,et al.Laparoscopically assisted total gastrectomy with lymph node dissection for upper and middle gastric cancer.Surg Endosc,2008,22:1997-2002

第九部分

腹腔镜胃癌切除手术学习培训

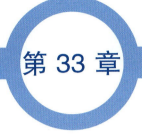

第 33 章

腹腔镜胃癌切除手术系统训练和学习曲线

Hirokazu Yamaguchi, Michio Kaminishi, Keun Won Ryu

一、腔镜模拟器训练

与开放手术有所不同,腔镜外科涉及到加长器械的操作技术、腔镜电凝剪操作技术等的应用。加长器械必须通过 Trocar 进入腹腔,活动度受限,因此术者在真正临床操作之前须进行腔镜模拟器训练。动物手术模型比模拟器训练更好,但是无法普及。腔镜中心配置腔镜模拟器可以让年轻医生随时接受相关训练,通过这些训练逐步熟悉各种腔镜器械以及腔镜操作技能,例如:腔镜下结扎技术等。

二、从基本手术开始

各种腹腔镜手术中,胆囊切除术属于基本手术,而胃癌切除术属于高级手术。年轻外科医生应该尽可能多地参与腹腔镜胆囊切除这种标准术式,在获得足够的经验后,可进行到高级手术训练阶段。

三、腹腔镜胃癌切除手术的三个"角色"

腹腔镜胃癌切除手术需要三个完全不同的"角色"共同参与:术者、助手和扶镜手。每个医生对这三个角色都应该足够熟悉。手术时,术者和助手需两手操作器械,因此术者只能通过口头指令协调助手及扶镜手。若由经验丰富的医生充当扶镜手,在必要时他还能以另外一只手协助术者或助手。

四、扶镜手

培训练习通常从扶镜手开始。扶镜手必须熟悉每个手术流程从而可随时提供良好的手术视野。与开放手术不同,腹腔镜手术可以磁带或DVD 录像。因此,扶镜手在临床操作之前有机会通过反复观摩手术录像学习相关技巧。实际操作时,新手还可以在术者的指导下移动镜头。当扶镜手熟悉了每个手术操作流程并且能够通过主动调整镜头从而获得理想视野时,一台腔镜手术基本能够顺利完成。因此,扶镜手角色可以说至关重要——因为,正是他或者她在理解了术者及助手的意图后,才能够随时地提供最佳的操作视野。

五、助手

助手的主要作用是提供良好的操作平面。这需要通过"三点法"抓持胃、网膜以及胃胰韧带等结构才能实现,即:术者左手以及助手的双手各抓上述结构某一点,并保持适度的张力。助手需注意操作轻柔以避免损伤。有时,术者需要提醒或指导助手(特别是新手)选取抓持点及展开方向。

六、术者

腹腔镜胃癌切除手术涉及诸多步骤,包括清扫 4sb、5、6 组淋巴结;离断十二指肠;清扫 7、8a、9、1、3 站淋巴结;离断胃;吻合等。术者站位应根据具体操作步骤及视野进行调整,不同的站位对器械使用要求也不尽相同。因此,术者必须熟悉每个不同的站位,当然这需要一个过程。在这个过程中,我们推荐采用"循序渐进"法。比如,术者在真正熟练掌握第 4sb 淋巴结清扫步骤以后,再进行下一步骤的学习,比如:第 6 和(或)第 5 组淋巴结清扫以及离断十二指肠等。一台腹腔镜胃癌切除术大约需要 3h,对新手来说,要长时间集中精力地注视监视器可能比较困难。因此,学习过程中,医生只有在熟悉上述每一个相应步骤后,再开始实施完整手术。

七、角色轮换

医生的训练通常首先是扶镜手角色,然后是助手角色,最后是术者角色。在日本的癌症中心,Tokunaga 团队的训练要求是:扶镜手角色 20 例,助手角色 20 例[1]。正如上面所述,腹腔镜胃癌切除手术中三个角色的作用完全不同,因此对对方及各自角色作用的理解非常重要。比如:扶镜手的经验有助于其在实践术者或助手角色时选择更可行的相应操作;而术者经验则有助于加强其在实践助手角色时对相关配合动作的理解;助手还可通过观察术者的操作学习"好"或者"坏"的经验——这种观察学习当然也可在实践任何一个角色时进行——"角色轮换"能够帮助医生更加全面地了解和理解腹腔镜胃癌切除术。

八、需要开展多少例腹腔镜胃癌切除手术方能熟练掌握

腹腔镜胃癌切除手术技艺将随着学习曲线日渐娴熟。基于其复杂性,一般认为需开展 40～50 例后方可达到一定程度并进入平台期[2-4]。日本 Tokunaga 团队发现手术时间在开始阶段较长(前 5 例多超过 5h),5～10 例以后,即明显缩短并几乎达到与专家级别接近的水平[1]。在我们中心,一般扶镜手需 10 例、助手需 20 例、术者需 30 例才能进入学习曲线的平台期。无论如何,一名医生能够成熟开展腹腔镜胃癌切除术的标志是:较理想的手术时间、能够安全地完成每一步操作以及符合肿瘤外科学原则。

○ 参考文献 ○

[1] Tokunaga M, Hiki N, Fukunaga T, et al. Quality control and educational value of laparoscopy-assisted gastrectomy in a highvolume center. Surg Endosc, 2009, 23:289-295

[2] Lee SI, Choi YS, Park DJ, et al. Comparative study of laparoscopy-assisted distal gastrectomy and open distal gastrectomy. J Am Coll Surg, 2006, 202:874-880

[3] Kim MC, Jung GJ, Kim HH. Learning curve of laparoscopyassisted distal gastrectomy with systemic lymphadenectomy for early gastric cancer. World J Gastroenterol, 2005, 11:7508-7511

[4] Fujiwara M, Kodera Y, Miura S, et al. Laparoscopy-assisted distal gastrectomy with systemic lymph node dissection: a phase Ⅱ study following the learning curve. J Surg Oncol, 2005, 91:26-32

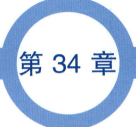

第 34 章

日本腹腔镜胃癌手术资质准人系统

Sang-Woong Lee, Nobuhiko Tanigawa, Woo Jin Hyung

一、介绍

相对于传统开腹手术,腹腔镜手术作为一种创伤更小的方法越来越受欢迎。然而,腹腔镜手术也有缺陷,如操作长的仪器和二维手术视野缺乏触感。这意味着腹腔镜手术较开放手术对术者技术上的要求更为苛刻。

秉着提高腹腔镜手术技巧的目标,2001 年日本内镜外科协会(JSES)组织不同外科领域专家建立了内窥镜手术技术资格审查制度委员会。这种技术资格认证类型的学术团体不论在日本还是在其他国家都从未有过。本书将描述日本胃部手术的内镜手术技术资格审查制度并且汇报我们使用该审核系统的最初经验。

二、组织机构

内镜手术技术资格审查制度委员会由分别来自胃肠外科、泌尿外科、胸外科、矫形外科和小儿外科各 2 名专家组成。2001 年,委员会首先讨论了审查制度的基本原则,并且在如下四点的讨论中达成一致:①申请人必须是其各自领域的专家,有充足的内镜手术经验。②技术评审的方式是观看该申请人的一部未经剪辑的内镜手术录像片。③有足够娴熟技术的外科医生必须经审核才有可能成为指导师。④每个领域都应成立审查委员会。胃肠外科和普通外科的审查制度 2004 年启用。胃肠外科和普通外科的靶器官可分为胃、甲状腺、食管、结直肠、胆囊、胆总管、疝气、肾上腺、脾和乳腺。

(一)审查人员选举

根据其分支专业胃肠外科和普通外科的审查由 6 个部分组成:食管、胆道、胃、结肠、脾及其他。审查员的姓名是保密的,替换者和增加者都是在许多通过认证考试五年以上的积极的腹腔镜手术医生中选出。

(二)申请者的条件

合格的申请人需要满足以下条件:①通过职业认证的外科医生。②腹腔镜切除胃癌超过 20 例,并且作为主刀或者一个外科小组的领导者。③参加日本内镜外科协会会议、教学研讨会、动物使用研究会次数满足最低要求。④有两位指导老师的推荐信。⑤学术会议发言、内镜外科学术出版物中发表原创文章满足最少次数。上交资料包括一份简历,申请者手术过的病历记录和推荐信。上交未剪辑的录像资料同时还要附带病例的背景资料,如:年龄、身高、体重、临床阶段、病史、手术时间、出血量、术中和术后并发症、住院天数以及任何与手术过程有关的资料。如果上交的视频不包括缝合和打结,需要另外交一段单独的缝合与打结技术的视频以备评估使用。对于胃部手术,切除的类型限定于胃癌的远端胃癌切除或是保留幽门胃癌切除及淋巴结清扫。现行使用的评审系统中不包括手助式腹腔镜手术。

（三）等级指导方针

两种应用于评估的等级评审标准：常规分数和特殊技能分数。常规标准主要包括评价装置、术者自主性、外科解剖结构是否明确、术中腹腔镜基本技能（表34-1）。这些标准不用来评价术者手的灵巧度。腹腔镜缝合打结才是用来评估双手的协调性。常规标准占60分。特殊技能评价标准主要评估远端胃癌切除并淋巴结清扫的肿瘤清除的每一步（表34-2）。特殊技能评估占40分。该套标准已经修订数次以提高整个系统的准确性和可重复性。

（四）评价过程

两位评审者将匿名评价其对应的申请人。分数＞70分为通过。二位评审员评审结果相同时即可根据结果决定。二者不同时，该段视频将被发给第三位评审者。若申请者未能通过审核，评审者需将视频中出现的不当行为或危险动作写成评论交给申请者。

表 34-1　共同标准

标准	分数
类型Ⅰ：手术过程	
Ⅰ-1 手术速度	4
Ⅰ-2 术者的解剖知识	4
Ⅰ-3 术者的能力	4
Ⅰ-4 助手的配合	4
类型Ⅱ：术野的显露	
Ⅱ-1 穿孔口的插入	3
Ⅱ-2 术野保持在萤幕中央	3
Ⅱ-3 靶向器官的显露	3
Ⅱ-4 组织牵引（牵引器的使用）	3
Ⅱ-5 助手的用处	3
类型Ⅲ：腹腔镜手术的基础技巧	
Ⅲ-1 合适的仪器	3
Ⅲ-2 合适的组织牵引	3
Ⅲ-3 合适的能量装置的使用	3
Ⅲ-4 正确的切除平面	5
Ⅲ-5 血管的控制	5
类型Ⅳ：缝合和打结	
Ⅳ-1 缝合技巧	5
Ⅳ-2 打结技巧	5

表 34-2　器官特异性标准

1. Trocar位置是否适当？
2. 是否可通过适当的肝牵引保证手术视野？
3. 是否可通过使用抓钳以防止胃及邻近器官的损伤？
4. 是否出现由于抓钳或能量装置的不适当使用导致的出血？
5. 是否适当分离胃结肠韧带？
6. 是否有任何预防大肠损伤的方法？
7. 是否适当清扫第6组淋巴结？
8. 是否适当切断胃右网膜动脉？
9. 是否适当清扫第5组淋巴结？
10. 是否适当切断胃左静脉？
11. 是否适当清扫第7组淋巴结？
12. 是否有任何预防胰腺损伤的方法吗？
13. 是否适当清扫第1组淋巴结？
14. 是否适当清扫第3组淋巴结？
15. 广泛清扫淋巴结是否有效？
16. 是否行肿瘤学切除？
17. 是否行可靠的消化道重建？
18. 吻合口是否有充足的血供？
19. 吻合口是否有张力？
20. 完成的吻合口形状是否完好？

每一项计2分

（五）合格率

从2004—2009年，345位申请胃部手术标准化评审的申请者中有154人通过考核，平均合格率44.6%（范围37.1%～56.8%）。有趣的是，胃肠外科和普通外科其他领域的评审通过率趋向同一水平[1]。

三、讨论

手术技巧评估已发展为一种可靠地、重复性好的评估外科技能的工具，这可以加速腔镜外科有组织有计划的操作训练。无论是通过录像还是在手术台上，都存在其他类型评估系统[2-6]。报道显示评估住院医生和年轻外科医生的教员评判间一致性和可重复性很高。本次报道的评价系统比起实习生而言，它更适用于评估一线外科医生。由于腹腔镜手术需要更高的手术技巧，并且近期腹腔镜更为流行，十分需要一个健全的腹腔镜评价与标准化系统。

通过观看未剪辑的录像资料，审查员可以无偏倚地评价手术技巧和围手术期操作，尤其针对一些可能会导致并发症的危险动作。带有评论的技术评价所得到的反馈将为每位申请者技术提高提供机会。未通过考核的外科医生可以申请参加下一年的考试。为调查这一评价系统的相关性，Mori 等[1]研究了手术并发症以及申请通过者的评判间一致性。通过审查者的病人手术并发症明显少于未通过审查者。结果表明这些程序足以将手术风险分层化。然而，评判间一致性却不是很高，系统的可靠性还有待商榷。更高的评判间一致性对于该系统的正常运转是十分必要的。

我们可以通过召开专家共识研讨会来完善评价标准。我们的资格审查系统应该被反复校正，

必须有一定的可重复性才能保证对一线医生有临床意义和教学意义。日本内镜手术认证系统是第一个评价外科的手术技巧类的工具。

通过对手术视频的评估来评定腹腔镜下的手术技能，尽管仍有提升的空间，尽管到目前为止，这一评估体系对外科医生实践的适用性并没有产生任何影响，但是这项计划已经激发了全日本研讨和讨论。总而言之，这里所描绘的外科手术技能评价体系对日本对腹腔镜技术的标准化和平衡内镜医生技能水平都起到了推动作用。

参考文献

[1] Mori T，Kimura T，Kitajima M. Skill accreditation system for laparoscopic gastroenterologic surgeons in Japan. Minim Invasive Ther Allied Technol，2010，19：18-23

[2] Winckel CP，Reznick RK，Cohen R，et al. Reliability and construct validity of a structured technical skills assessment form. Am J Surg，1994，167：423-427

[3] Martin JA，Regehr G，Reznick R，et al. Objective structured assessment of technical skill（OSATS）for surgical residents. Br J Surg，1997，84：273-278

[4] Eubanks TR，Clements RH，Pohl D，et al. An objective scoring system for laparoscopic cholecystectomy. J Am Coll Surg，1999，189：566-574

[5] Vassiliou MC，Feldman LS，Andrew CG. A global assessment tool for evaluation of intraoperative laparoscopic skills. Am J Surg，2005，190：107-113

[6] Chang L，Hogle NJ，Moore BB. Reliable assessment of laparoscopic performance in the operating room using videotape analysis. Surg Innov，2007，14：122-126